DR. MED. JOHANNES WIMMER

MEDIZIN

ENDLICH
VERSTÄNDLICH

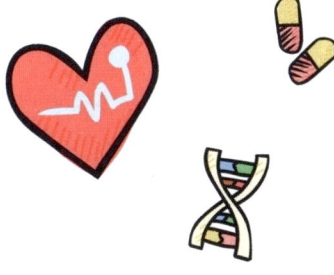

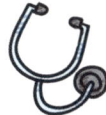

INHALT

LIEBE LESERIN,
LIEBER LESER,

was ist ein guter Arzt? Das ist eine ziemlich schwierige Frage, denn wenn wir einmal ehrlich sind, dann kann jeder von uns sie nur aus dem Bauch heraus beantworten. Und mal unter uns, wenn Sie sich beim gemeinsamen Kochen mit Freunden den Finger beinahe komplett abgeschnitten haben, weil das Abenteuer Süßkartoffelauflauf tüchtig in die Hose gegangen ist, und Sie, die Hand in ein blutgetränktes Küchenhandtuch gewickelt, in der Notaufnahme sehnsüchtig darauf warten, versorgt zu werden, stellen Sie sich nicht unbedingt die Frage, ob der Arzt jetzt gut ist in dem Sinne, dass er Ihnen zuhört, auf Sie eingeht und die bestmögliche Behandlung für Ihre Beschwerden aus seinem Repertoire auswählt. Da ist kein Raum dafür, wählerisch zu sein. Sie möchten nur, dass Ihnen geholfen wird. Dass ein Arzt dazu in der Lage ist, ist demnach sicher schon ein Qualitätsmerkmal. Aber das geht so in die Richtung, dass man von einem Zimmermann erwarten kann, dass er weiß, wie er ein Dach baut, und von einem Elektriker, dass ihm bekannt ist, wie er mit Strom arbeitet.

Ärzte sollen also ihr Fach beherrschen, aber auch Menschenfreunde sein, zugleich möglichst sparsam mit dem Geld der Krankenkassen umgehen, und wenn sie eine eigene Praxis haben, sollen sie ein netter Chef sein. Das sind mindestens zwei Spagate. Irgendwo dazwischen sind Sie, der Patient. Aber ausgerechnet Sie als Patient werden manchmal schlichtweg vergessen. Zudem sollen Sie mündig sein, aber auch vertrauensvoll. Verständig, aber nicht vorlaut. Und Sie sollen sich ALLES merken können, was der Arzt Ihnen vorbetet.

Also alles nicht so einfach mit der Beziehung zwischen Arzt und Patient. Aber glauben Sie mir, sie kann gelingen! Haben Sie klare Wünsche und Vorstellungen, was Sie von Ihrem Arztbesuch erwarten, und gehen Sie erst aus der Praxis, wenn Sie die Krankschreibung in Händen halten, die vom Arzt neu gestellte Diagnose wirklich verstanden haben (oder zumindest wissen, wo Sie nachlesen können) oder die Ärztin Ihnen eine zweite Meinung zu einem geplanten Eingriff gegeben hat. Und damit Sie wissen, worum es geht bei den großen Themen der Medizin, gehen wir diese in diesem Buch zusammen durch. Denn mal ganz ehrlich, die eigentliche Medizin, die Heilung von einer Krankheit oder das Verhindern, dass überhaupt eine auftritt, die findet nicht in der Praxis, sondern in Ihren eigenen vier Wänden statt. Also, damit Sie beim nächsten Gespräch mit dem Arzt Ihres Vertrauens gut dastehen und die richtigen Fragen stellen können, zeige ich Ihnen, worauf es ankommt in der Medizin und – viel wichtiger – bei Ihrer Gesundheit.

Vielleicht kennen Sie mich schon, falls nicht, darf ich mich vorstellen: Ich bin Mediziner, habe viele Jahre und unzählige Nachtschichten als Arzt gearbeitet und kann darüber hinaus vor allem eins: gut erklären. Dass das, also gute Medizin und gutes Erklären, eine bedauerlicherweise eher seltene Kombination ist, haben Sie vielleicht schon häufiger feststellen können, wenn Sie mal wieder einem Arzt gegenübersaßen und sich dachten: Kommt da jetzt noch etwas, das normale Menschen auch kapieren, oder ist die Messe hier schon gesungen? Doch dass Sie Ihren Arzt manchmal nicht verstehen, liegt keinesfalls daran, dass er oder sie eine arrogante Person ist, sondern vielmehr daran, dass Erklären kein zwingendes Zulassungskriterium für eine medizinische Ausbildung ist. Um ehrlich zu sein, zu meiner Zeit gab es das gar nicht. Man musste nur die richtigen Antworten in den Prüfungen wissen und zack, war man Arzt.

Es gibt aber noch ein ganz anderes Problem. Der klassische Hausarzt hat heute kaum mehr Zeit, um sich mit längeren Erläuterungen aufzuhalten, wenn es darum geht, wie Sie wieder gesund werden oder gar nicht erst krank werden. Aber das ist ein anderes Thema, zu dem ich mich in den spätabendlichen Talkshows mit Ärztevertretern und Gesundheitsministern leidenschaftlich zoffe …

Jetzt, wo wir uns schon ein wenig kennen, kann ich ja offen und ehrlich sein. Vom Typ her bin ich nicht der klassische Mediziner, der aus einer diesen sagenumwobenen »Arztdynastien« kommt. Ich habe überhaupt keine Ärzte in der Familie und auch meine Geschwister haben einen großen Bogen um alles gemacht, was mit Medizin zu tun hat. Im Studium lernte ich dann aber jede Menge Ärztekinder kennen, die ihr Berufsziel vom Arztvater oder der Ärztinmutter quasi mit in die Wiege gelegt bekommen hatten, nach dem Motto: Ich und nur ich übernehme mal die Praxis von meinem Papa beziehungsweise von meiner Mama.

Ich hingegen kannte Ärzte, so wie die meisten von Ihnen wahrscheinlich auch, nur aus dem Fernsehen oder aus den Praxen, in die ich ging, wenn etwas wehtat und ich zu Hause nicht weiterwusste. Doch dann kam es auf einmal ganz anders als gedacht. Mein Abitur war gut genug, um Medizin zu studieren. Zugegebenermaßen hatte ich das den Fächern Kunst, Englisch und Religion zu verdanken. Aber ein Kunst- oder ein Lehramtsstudium kam für mich nicht infrage. Ich fühlte mich zur Medizin hingezogen. Und wie so oft gab es auch bei mir einen tiefer liegenden Grund, mich für diesen Weg zu entscheiden. Das war der plötzliche Tod meines Vaters, der mich als Fünfjährigen zur Halbwaise gemacht hatte.

Natürlich ist es (lebens)wichtig, dass ein Arzt genau weiß, was er tut, aber es ist genauso bedeutsam, dass zwischen Arzt und Patient eine Beziehung auf Augenhöhe entsteht und der Patient tatsächlich spürt, dass der Mediziner, der ihm da gerade gegenübersitzt, für ihn da ist. Dieser menschliche Faktor ist aus meiner Sicht der Grundpfeiler der Medizin. Denn seien wir mal ehrlich, in den allermeisten Fällen geht man zum Arzt, wenn etwas wehtut oder man um seine Gesundheit besorgt ist, wenn man sich also schwach und verletzlich fühlt. In Deutschland gehen viele Menschen sogar erst dann zum Arzt, wenn die Last schier unerträglich groß ist. Medizin findet immer zwischen zwei Menschen statt, zwischen Arzt und Patient, Pflegekraft und Patient im Krankenhaus, aber auch zwischen Mutter (oder Vater) und Kind. Und da ist es wichtig, dass man sich versteht und die Fürsorge auch ohne Worte spürt.

Und nun komme ich ins Spiel. Suchen Sie vielleicht nach Antworten für Ihre Beschwerden oder wollen erst gar nicht krank werden? Oder wollen Sie etwas lernen und einfach verstehen, worum es in der Medizin eigentlich geht, ohne gleich sechs Jahre studieren zu müssen? Wollen Sie wissen, was Sie tun können, damit es Ihnen mit möglich wenig Aufwand möglichst gut geht?

In diesem Buch erfahren Sie kurz, knapp und mit Aha-Effekt Wissenswertes zu den Themen Medikamente, Ernährung und Stress. Denn bei mir geht keiner raus, ohne dass er weiß, worum es sich bei diesen Gesundheitsthemen dreht. Die gehen schließlich jeden etwas an. Und wenn Sie dabei auch ein wenig Spaß haben sollten, ist das okay. Denn nichts heilt so gut wie Vertrauen und der eine oder andere Grund zum Lachen.

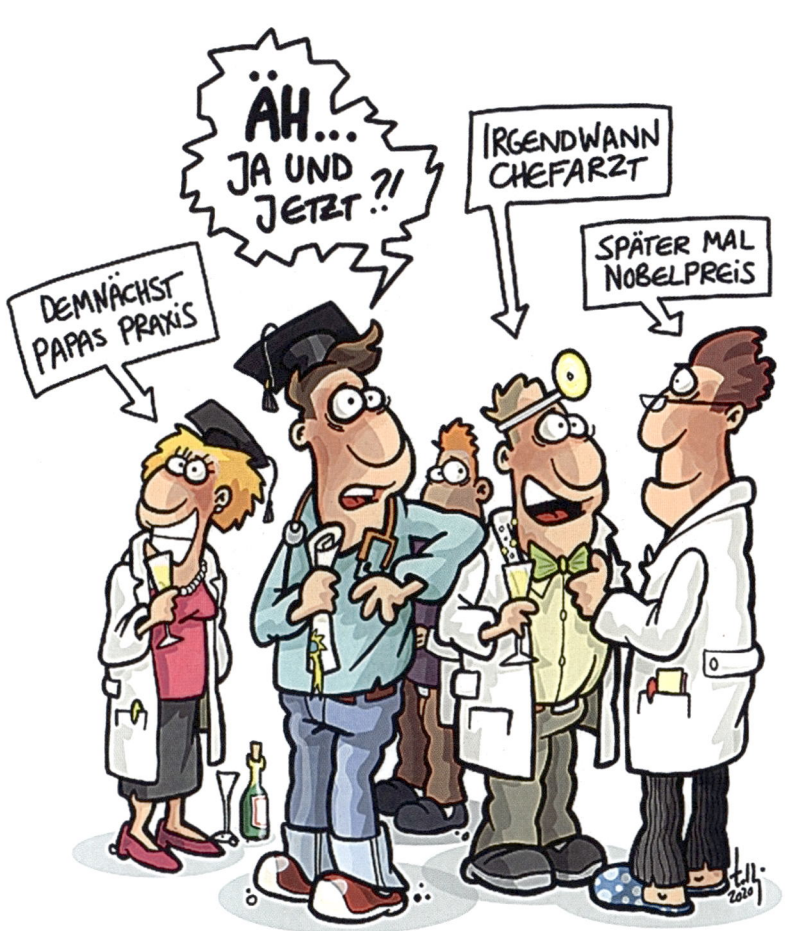

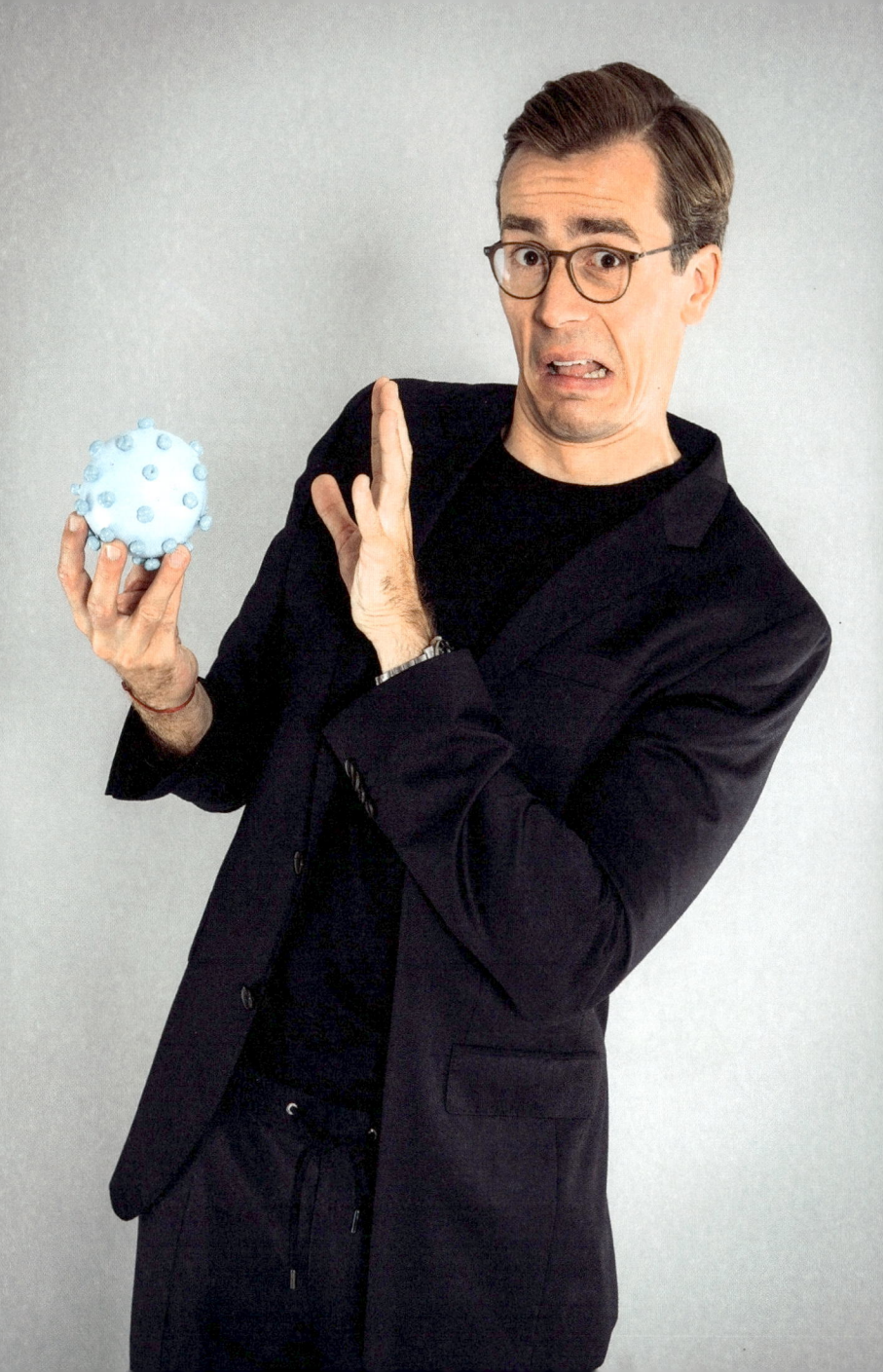

MEDIKAMENTE

Morgens, halb acht in Deutschland. Sabine sitzt vor ihrem Tabletten-Müsli und denkt sich wieder einmal: Muss ich denn all diese Pillen wirklich schlucken? Eigentlich sträubt sich da alles in mir! Außerdem habe ich noch immer nicht so ganz verstanden, wofür oder wogegen die kleinen Mistviecher eigentlich sein sollen. Und wirklich krank fühle ich mich auch nicht. Kann doch nicht sein, dass ich diese bunten Smarties jeden verdammten Morgen runterwürgen muss, nur weil beim Doktor irgendwelche Werte auf dem Zettel nicht ganz im normalen Bereich sind. Woher will der Typ eigentlich wissen, dass die wirken? Abgesehen davon stand gerade wieder bei Facebook, dass man eher an den Nebenwirkungen stirbt, als dass die Pillen das Leben verlängern. Was glauben Sie? Nimmt Sabine heute ihre Tabletten? Und wie sieht es dann morgen aus? Sabine hat schon ziemlich die Schnauze voll von den Pillen. Aber jetzt kommt's: Man muss gar nicht mal so genervt sein wie Sabine, um seine Medikamente nicht zu nehmen. Auch ich nehme manchmal meine Allergiemittel nicht ein, weil ich mir denke, es läuft doch gerade ganz gut. Vielleicht brauche ich die gar nicht mehr. Die Quittung bekomme ich volley am nächsten Tag, wenn ich bei meiner Mutter im Garten Erdbeerkuchen esse und mich Früh-, Spät- oder Was-auch-immer-Blüher in den juckreizenden Wahnsinn treiben.

Es müssen schon ziemlich viele Dinge passen, damit wir unsere Tabletten regelmäßig einnehmen: Wir müssen davon überzeugt sein, dass sie wirken, wir müssen verstehen, warum wir sie nehmen sollen, auch wenn wir das gesundheitliche Problem nicht spüren, und so weiter und so fort.

Ich mache Sie jetzt zum Pillen-Profi, zum Magier der Tabletten, zum wandelnden Lexikon der Lieblingsmedikamente der Deutschen … Machen Sie sich gefasst auf Aha-Effekte und darauf, demnächst bei Ihrer Großtante im Seniorenheim einen nachhaltigen Eindruck zu hinterlassen und Ihre Freundinnen beim Latte macchiato zu beeindrucken.

PILLEN UND PULVER IN ZAHLEN

Tabletten, Kapseln und Pillen scheinen bei uns heute so eine Art Grundnahrungsmittel zu sein. Und klar, diejenigen, die täglich ordentlich Pillen futtern, sind die Älteren zwischen 60 und 70 Jahren, so denkt man. Von denen ist ja bekannt, dass sie morgens ihr tägliches Blutdruckmittel einnehmen, danach gibt es noch einen Cholesterinsenker, ein Antidiabetikum gegen den Zucker und im Lauf des Tages mindestens noch ein Entwässerungsmittelchen. Ach ja, dann noch ein Abführmittel, wenn's nicht flutscht, wie es soll, und abends noch mal die Pillen vom Frühstück (doppelt hält besser). Damit das Sandmännchen auch kommt, gibt's zum Abschluss auf der Bettkante ein Schlafmittel … und zack, schon sind es neun Tabletten am Tag, wohlgemerkt an jedem Tag! Klingt nach einem fröhlich-unbeschwerten Junkieleben voller »Mother's little helper« (in dem gleichnamigen Song haben die Rolling Stones dem Valium ein musikalisches Denkmal gesetzt). Ist es aber nicht.

Auch sind es nicht nur die älteren Menschen, die tief in die Tablettenschublade greifen. Die sogenannten Middle Agers, also die 40- bis 60-Jährigen, die voll im Beruf stehen, nehmen an 250 Tagen im Jahr Medikamente ein, ganz vorne mit dabei Herz-Kreislauf-Präparate. Was die eigentlich machen, erkläre ich später noch. Und auch, warum es genauso gefährlich sein kann, sich im Auto nicht anzuschnallen, wie diese Präparate nicht zu nehmen, obwohl der Doktor uns über die Lesebrille schauend eindringlich gesagt hat, sie seien wichtig für uns. Man kann davon ausgehen, dass der durchschnittliche Erwachsene – wirklich jeder – mehr als zwei Tabletten pro Tag einwirft. Ab 60 geht es dann steil aufwärts mit rund 8,5 Medikamenten täglich. Dafür habe ich jetzt nicht einfach meine Patienten befragt, sondern das hat eine Forsa-Umfrage im Auftrag der Deutschen Apothekerverbände (ABDA) gezeigt.

Ist ja irgendwie logisch, dass Ärzte besonders Älteren oft mehrere Medikamente gleichzeitig verordnen, denn diese haben gesundheitlich meist mehr Probleme, wie eben Herz-Kreislauf-Beschwerden, Diabetes (also die Zuckerkrankheit) und auch Schlafprobleme. Um noch mal eine Studie zu nennen: Forscher kamen im Arzneimittelreport der Barmer GEK zu dem

Ergebnis, dass viele Senioren ihre Tablettencocktails teilweise ohne eindeutige medizinische Gründe schluckten, dafür aber krasse Neben- oder Wechselwirkungen entwickelten. Hat Sabine also recht mit ihren Zweifeln? Laut ABDA (Bundesvereinigung deutscher Apothekerverbände) führen diese Tablettenmischungen dazu, dass mehr Menschen an ihrem täglichen Medikamenten-Müsli versterben als im Straßenverkehr. Wenn Sabine das hört... Sie wissen nicht mehr, wer Sabine ist? Dann schauen Sie flott am Anfang des Kapitels nach! Auf deutschen Straßen verlieren jedes Jahr etwa 8000 Menschen ihr Leben. Bis zu 25 000 Menschen sterben infolge von unerwünschten Arzneimittelwirkungen, wie es so schön heißt. Bei immerhin 500 000 kommt es zu schweren arzneimittelbedingten unerwünschten Wirkungen, Ausgang ungewiss. 500 000 Menschen, das ist eine halbe Million oder jeder zweite Bewohner einer Stadt in der Größe von Köln! Da gibt es die Patienten, die nach der Einnahme eines Verdauungshelfers an schweren Leberschäden verstarben, Menschen in den USA, die das Antidepressivum Prozac einnahmen und dadurch erst recht ernsthafte Selbstmordabsichten entwickelten, oder der berüchtigte Appetitzügler Benfluorex, der zur Folge hatte, dass man an einem schweren Herzklappenfehler versterben konnte, das aber zumindest mit guter Figur.

Aufgepasst: Wir reden hier nicht von irgendwelchen Substanzen, die von klammen Chemielehrern in irgendwelchen Kellern aus Brausepulver und Natron zusammengepanscht werden. Wir reden von Medikamenten, die streng vorschriftsmäßig in großen wissenschaftlichen Studien geprüft und auch ordnungsgemäß zugelassen wurden. Ihr Arzt denkt also, da ist alles tipptopp in Ordnung mit dem Mittelchen.

Es gibt allerdings auch Fälle, bei denen unerwünschte Nebenwirkungen vermeidbar wären. Denn laut ABDA nehmen beispielsweise manche Patienten Medikamente weiter ein, auch wenn diese vorher gar nichts genützt haben – im guten Glauben, dass die Hoffnung zuletzt stirbt. Keine Sorge, ich musste das auch zweimal lesen, also noch mal: Da nehmen Menschen weiter Medikamente ein, obwohl die nichts bringen. Andere nehmen aus Gewohnheit ihre Pillen weiter ein, obwohl sie schon gesund sind. Wieder andere betreiben Ärzte-Hopping, weil der eine Arzt netter ist als der als andere oder weil er keine blöden Fragen stellt und man das Schlafmittel wirklich ganz dringend braucht. Wie, das macht abhängig?

Das mag ja bei anderen sein, aber bei mir doch nicht … na ja, vielleicht ein bisschen, aber bald brauche ich die ja sowieso nicht mehr und bekomme das selbst in den Griff. Ich hatte mal eine Patientin, die hat nur noch die Taxifahrer zu ihren Ärzten geschickt, bei denen sie vorher angerufen hatte. Die Taxifahrer haben dann das Rezept abgeholt, sind zur Apotheke, haben es eingelöst und ihr das Medikament dann gebracht. Da ist also alles schiefgegangen, was schiefgehen kann.

Jetzt aber mal ein Klassiker aus der nächtlichen Notaufnahme:

Einmal kam eine Dame, nennen wir sie Elsbeth Meyer, in die Notaufnahme. Sie hatte gefährlich hohen Blutdruck, war kaum ansprechbar und der Ehemann sagte noch was von Blitzen, die sie gesehen habe. Im Gepäck ihr Arztbrief mit jeder Menge sehr sportlicher Medikamente gegen eben diesen hohen Blutdruck. Da denkt man sich natürlich: Hoppala, da müssen wir ja mal ordentlich tief in die Schublade greifen, um den Blutdruck, der ja trotz der starken Blutdrucksenker durch die Decke ging, irgendwie herunterzubekommen. Was soll ich sagen? Unsere Medikamente haben dann etwas, na ja, besser gewirkt als erwartet. Denn auf einmal war der Blutdruck komplett im Keller, kaum messbar. Wir schauten uns alle mit großen Augen an. Noch mal ein Blick auf den Arztbrief, ob wir uns auch nicht vertan haben. War alles richtig. Beinahe hätten wir Elsbeth wiederbeleben müssen. Nach ein paar Stunden, als sie wieder ansprechbar war, bin ich dann zu ihr gegangen und habe ihr gesagt, sie müsse mir mal helfen zu verstehen, was da eigentlich schiefgelaufen ist. Stellt sich raus, Elsbeth Meyer hat von den Medikamenten nicht eine einzige Tablette geschluckt! Nie! Ist aber immer zum Arzt, weil sie ihn nicht enttäuschen wollte. Ja, so sind einige ältere Damen, meine Oma hat auch immer schon mal vorgeputzt, bevor die Putzfrau kam, damit es nicht so dreckig ist. Der Arzt hat natürlich jedes Mal den Blutdruck gemessen, gefragt, ob die Dame denn auch wirklich ihre Medikamente nimmt, sie dann: »Ja, ja …«, und er hat sich gedacht, na, da muss dann wohl noch eine Schippe drauf. Elsbeth ist sogar immer in die Apotheke und hat die Rezepte eingelöst, die Tabletten dann aber unter dem Bett in Müllsäcken gehortet. »Vielleicht braucht man die ja noch mal.« Und so ging es immer weiter. Dann kam der Tag, an dem der Blutdruck in die Höhe schoss, ihr Mann den Rettungswagen rief, die Dame nicht voll ansprechbar war, aber eben ihren Arztbrief dabei hatte mit den Kloppermedikamenten, von denen sie nie eines genommen hatte…

Was lernen wir aus der Geschichte? Erstens, wenn es zu Medikamenten-Engpässen kommen sollte, schauen Sie einfach mal unter den Betten Ihrer älteren Verwandtschaft nach: Da finden Sie nicht nur Medikamente, sondern auch D-Mark und zum Teil sogar noch Reichsmark.

Aber vor allem lernen wir, dass man genau hinschauen sollte, wenn Patienten hoch dosierte bzw. viele verschiedene Medikamente einnehmen. Experten fordern, bei Patienten mit Multimedikation, die also viele verschiedene Medikamente einnehmen, grundsätzlich einmal im Jahr die medikamentöse Behandlung vollständig zu erfassen und zu bewerten. Was glauben Sie, wie oft das in Deutschland tatsächlich gemacht wird? Noch viel zu selten. Allerdings müssen die Patienten und Angehörigen auch dabei mitmachen, denn die unterschätzen oft die Risiken, überschätzen die Wirkung eines Medikaments oder haben Angst davor, Opfer von Sparmaßnahmen zu werden. Doch mit mehr Kontrolle kann man – nicht nur im Notfall – das Risiko für die Einnahme von Killercocktails reduzieren.

ALLES AUF ANFANG:
WIE ENTSTEHT EIN MEDIKAMENT?

Das waren noch Zeiten, als der Apotheker jede Arznei für seine Patienten selbst zusammengemischt hat. Heute kommen die Pillen, Tabletten, Kapseln und Salben aus Massenproduktion – die meisten aus Indien und China, weil sie da günstiger hergestellt werden, oder sie landen sogar als Import mit griechischer Verpackung in den schier endlos langen Schubladen der Apotheken.

Bis ein Arzneimittel auf den Markt kommt, hat es einen echten Marathon hinter sich. Von der Idee bis zur Zulassung dauert es etwa 13 Jahre. Jeder, der Kinder zu Hause hat, weiß, wie lang und sagen wir mal bemerkenswert 13 Jahre sein können. Vielen Kandidaten geht in der Zeit die Puste aus. Von anfangs 10 000 Substanzen, die untersucht werden, schaffen es gerade mal neun in eine Studie und nur eine einzige landet später als Medikament in der Apotheke. Das muss man sich mal auf der Zunge zergehen lassen: Von 10 000 möglichen Heilsbringern schafft es genau 1 Medikament auf Ihren Frühstückstisch. Normalerweise geht dabei immer Sicherheit vor Geschwindigkeit. Es gibt aber auch Ausnahmen und beschleunigte Zulassungen. Das war bei bestimmten Krebs- oder HIV-Mitteln der Fall, bei Antibiotika gegen multiresistente Tuberkuloseerreger oder bei Impfstoffen gegen Grippe oder eine Pandemie. Wer hat jetzt nicht Corona vor Augen? Voraussetzung ist aber trotz aller Eile immer, dass der Nutzen höher ist als das Risiko.

Die Entwicklung einer Arznei kostet zwischen 1 und 1,6 Milliarden US-Dollar, das sind etwa 880 000 bis 1,4 Milliarden Euro. Darin enthalten sind alle fehlgeschlagenen Versuche. Beteiligt an dieser wissenschaftlichen Meisterleistung sind jede Menge Experten: Chemiker, Biologen, Biochemiker, Mediziner, Pharmazeuten etc. Wie das Ganze abläuft, beschreibe ich hier – es lohnt sich wirklich, das zu lesen. Wenn Sie darauf keine Lust haben, können Sie aber auch weiterblättern zu den Lieblingsmedikamenten der Deutschen. Die sind Pflicht!

WIR BAUEN UNS EIN MEDIKAMENT

1. Zuerst identifiziere ich einen Punkt im Körper, an dem ein Medikament wirken kann. Das nennt man Target, zu Deutsch: Ziel. Welches Target spielt bei einer Krankheit die entscheidende Rolle, etwa bei Migränekopfschmerzen? Habe ich das rausgefunden, suche ich passende Wirkstoffe, die dort wirken, und mache Massentests.

2. Das Glück ist auf unserer Seite. Wir haben eine spannende Substanz gefunden, ein Wirkungstreffer, ein Hit. Darauf wird mit den anderen Labormitarbeitern mit selbst gebrautem Kamillentee angestoßen. Wir bauen jetzt mal was und verändern es chemisch so, dass es sich als Medikament eignet. Denn das, was hier rauskommt, sollte man ja gut aufnehmen, es soll im Körper da landen, wo es helfen soll, und wieder ausgeschieden werden. Ach ja, und giftig sollte es nicht sein. Deswegen gibt es auch nur noch Kamillentee, denn Versuche mit der Hagebutte … eine andere Geschichte.

3. Nun testen wir das im Labor und (leider immer noch in vielen Fällen unvermeidbar) an Tieren. Interessante Varianten melden wir schon mal zum Patent an. Denn wenn da einer vor uns die gleiche Idee hatte, schauen wir in die Röhre und können von vorne anfangen.

4. Jetzt kommt der Härtetest. Im Reagenzglas, an Zellkulturen und wieder im Tierversuch (das ist ein Thema für sich und ich bin froh um jeden Tierversuch, den man umgehen kann, aber es wird wohl noch eine Weile dauern, bis wir ganz ohne auskommen) wird weiter getestet, ob unser Medikament Krebs auslösen oder ein Ungeborenes im Mutterleib schädigen kann oder irgendwelche anderen üblen Wirkungen hat.

5. Ist das überstanden, kommt der Echttest am zumeist männlichen Menschen (immerhin haben die Tiere jetzt Ruhe). Dass die Menschen, an denen Medikamente getestet werden, männlich sind, hat verschiedene, zum Beispiel versicherungstechnische Gründe und (ich weiß, was Sie jetzt denken) nichts damit zu tun, dass Männer einem gewissen Tier ähnlicher sind als Frauen. Zuerst wird das Medikament an gesunden Freiwilligen erprobt. Dabei prüfen wir, ob sich alle Beobachtungen auch für den Menschen bestätigen lassen. Und wir

überlegen, in welcher Form das Medikament am besten verabreicht werden kann: als Tablette, Kapsel oder Salbe.

6. Hiernach wird das Medikament an kranken Freiwilligen getestet, und zwar erst einmal an 100 bis 500 Menschen. Dabei untersuchen wir, wie das Medikament wirkt, ob es Nebenwirkungen hat und wie es am besten dosiert wird. Danach kommt noch mal eine Testphase mit einigen tausend Patienten. Sind die Nebenwirkungen zu stark oder wirkt das Medikament nicht richtig, kann die Studie jederzeit abgebrochen werden.

7. Waren alle Untersuchungen erfolgreich, beantragen wir die Zulassung bei einer nationalen Zulassungsbehörde oder bei einer übergeordneten Behörde, etwa bei der Europäischen Arzneimittelagentur EMA in London. Zusammen mit dem Antrag müssen wir Informationen zur Reinheit und Haltbarkeit des Arzneimittels einreichen sowie alle Untersuchungsergebnisse. Sind alle Rückfragen geklärt, erhalten wir etwa 13 Monate nach Antragstellung die Zulassung.

MEILENSTEINE

Seit 170 Jahren entwickeln Forscher immer wirksamere Medikamente. Hier führe ich einige der bedeutendsten Arzneimittelerrungenschaften auf:

1848: Erster Einsatz von Chloroform zur Betäubung bei Operationen

1885: Erste Impfung gegen Tollwut

1899: Entdeckung von Acetylsalicylsäure (ASS) als schmerzstillende, fiebersenkende, entzündungshemmende Arznei

1922: Gewinnung von Insulin aus der Bauchspeicheldrüse von Tieren zur Behandlung von Diabetes (Zuckerkrankheit)

1923: Erste Aktivimpfung gegen Diphtherie, eine Atemwegsinfektion, die für Kinder meist tödlich ist

1927: Erste Aktivimpfung gegen Tetanus

1948: Naturidentisches Cortison als erster starker Hemmer von Entzündungen

1958: Erstes Glycopeptid-Antibiotikum

1960: Erste Pille zur Empfängnisverhütung

1963: Erster Impfstoff gegen Masern

1980: Ausrottung der Pocken durch Schutzimpfung gelungen

1984: Einziges Medikament gegen Vergiftung durch den Knollenblätterpilz

1987: Erstes Präparat gegen HIV/Aids

1998: Erstes Medikament gegen Erektionsstörungen zum Schlucken

2004: Erstes Antikörperpräparat gegen Darmkrebs

2005: Erstes Medikament, das Tumoren die Blutversorgung abschneidet

2006: Erster Impfstoff gegen Gebärmutterhalskrebs

2007: Medikamente mit zwei neuen Wirkprinzipien gegen HIV-Infektionen

2017: Erste Krebstherapien mit gentechnisch veränderten T-Zellen (CAR-T-Zellen)

2019: Erster Impfstoff gegen Ebola

Eigentlich nimmt man sie nicht sooo gerne, weil einem ja in der Regel etwas fehlt, wenn man ein Medikament braucht, und somit erinnern uns die Tabletten eben genau an das Wehwehchen oder die Krankheit. Aber manchmal wirken die Dinger einfach so gut und schnell, da greift man auch mal gerne öfter zu. Schmerzmittel stehen deshalb ganz oben auf den Rezeptblöcken der Hausärzte oder werden direkt ohne Rezept aus der Apotheke geholt. Fakt ist: Pro Jahr werden mehr als 650 Millionen Rezepte ausgestellt, für mehr als 31 Milliarden Euro.

Hier die Top-Schmerzkiller der Deutschen:

Ibuprofen (über 24 Millionen verkaufte Packungen*): Es senkt Fieber, stoppt Schmerzen und Entzündungen und ist beliebt bei Kopfschmerzen und auch Sportverletzungen. Es handelt sich um ein sogenanntes nichtsteroidales Antiphlogistikum, dessen Wirkstoff ähnlich wie unser körpereigenes Kortison Entzündungen hemmt. Praktischerweise enthält das Mittel aber kein Kortison und hat auch nicht dessen Nebenwirkungen. Das Arzneimittel wirkt, indem es die Bildung von Botenstoffen hemmt, die Schmerz- und Entzündungsreize im Körper vermitteln. Aber Vorsicht: Magenschutz nicht vergessen. Ich habe mir schon mal mit »Ach, das geht schon« ohne das Magen-Verhüterli eine fette Gastritis eingehandelt. Und: Nicht länger als drei bis sieben Tage nehmen, sonst besteht die Gefahr eines Kopfschmerzes, der eben durch diese Medikamente ausgelöst wird.

Nasenspray (Xylometazolin) (über 23 Millionen verkaufte Packungen): Es gibt Menschen, die brauchen ihren Stoff ständig bei sich – am Bett, in der Handtasche, im Auto. Auf Reisen kommt dann ein Extra-Vorrat mit. Nein, hier ist nicht die Rede von Kokain, dem weißem Pulver, das die Nasenscheidewand zerstört. Dieses Mittel ist weit günstiger und sogar rezeptfrei zu haben, es macht aber genauso süchtig wie Kokain. Die Rede ist vom allseits beliebten Nasenspray. Wenn man das lange genug verwendet, kann

---

* Quelle für alle Angaben über die Menge der verkauften Medikamente: Statista 2020.

man nicht mehr ohne. Dann schwillt die Nase ohne Sprühstoß nicht mehr ab, man schmeckt nichts mehr und fühlt sich wie mit Dauerschnupfen.

Xylometazolin, das in vielen Präparaten steckt, wirkt ähnlich wie das Stresshormon Adrenalin: Es verengt die Gefäße, was gut wirkt, aber auch eine Menge Probleme machen kann. Nasenspray bei Entzugserscheinungen niemals spontan absetzen, sondern nach und nach ausschleichen!

Metamizol (über 20 Millionen verkaufte Packungen): Die Wirkungsweise des starken Schmerzmittels ist noch nicht vollständig geklärt. Man vermutet eine zentrale Wirkung am Thalamus, hier liegt die Schmerzzentrale des Gehirns. Vielleicht wirkt es auch deshalb so stark. Es wird zum Beispiel bei der Behandlung von OP-Schmerzen eingesetzt.

Bepanthen (Dexpanthenol) (über 17 Millionen verkaufte Packungen): eine Vorstufe der Pantothensäure (Vitamin B5). Es wirkt entzündungshemmend und lindert Juckreiz. Zusätzlich fördert Dexpanthenol die Neubildung von Hautzellen und unterstützt damit die Regeneration von verwundeter Haut, auch etwa bei Sonnenbrand oder Entzündungen der Nasenschleimhaut. Wir schmieren uns damit scheinbar gerne und großflächig ein.

Voltaren (Diclofenac) (über 16 Millionen verkaufte Packungen): Der Wirkstoff, bekannt aus der Dauerwerbung vor den Nachrichten, hilft gut gegen Schmerzen und Entzündungen, also zum Beispiel Zerrungen, Prellungen oder auch Arthritis. Hier geht es aber nicht um die Salbe aus der Werbung, sondern um die Tabletten. Wie Ibuprofen ist das in den 1960er-Jahren in der Schweiz entwickelte Präparat ein nichtsteroidales Antiphlogistikum. Deshalb sind sich beide Medikamente auch in ihren Nebenwirkungen ähnlich. Wer nicht aufpasst und vorsorgt, kann sich mit Diclofenac eine chronische Magenschleimhautentzündung einhandeln.

Wann Sie merken, dass Sie es mit Schmerztabletten übertreiben? Sobald Sie den Wirkstoff absetzen, bekommen Sie Entzugserscheinungen. Wenn Sie regelmäßig Medikamente gegen Schmerzen brauchen, sollten Sie auf frei verkäufliche Mittel verzichten und sich an Ihren Arzt wenden. In Tablettenform ist der Wirkstoff Diclofenac nicht zu unterschätzen, da er das Risiko für Herz-Kreislauf-Erkrankungen erhöht.

Levothyroxin (über 16 Millionen Verordnungen): Kleine Tablette, große Wirkung. Levothyroxin ersetzt fehlende Schilddrüsenhormone. Eigentlich sollte die Schilddrüse das Hormon Thyroxin (sogenanntes T4) in ausreichender Menge herstellen, denn es ist lebenswichtig für den gesamten Energiestoffwechsel und sorgt für Energie im Körper. Im Jodmangelgebiet Deutschland kommt es aber oft vor, dass die Schilddrüse nicht ausreichend Hormone ausschüttet. Außerdem ist Hashimoto-Thyreoiditis, eine chronische Entzündung der Schilddrüse, heute so etwas wie eine Volkskrankheit geworden. Wer die Hormontabletten trotz einer Schilddrüsenunterfunktion nicht nimmt, leidet unter dauerhafter Müdigkeit, Schwäche, depressiver Verstimmung und weiteren Symptomen einer Unterfunktion.

Metoprolol (über 16 Millionen Verordnungen): Endlich ein Herzmedikament! Es ist ein sogenannter Betablocker und wird vor allem bei Herz-Kreislauf-Erkrankungen verschrieben. Was die Verkaufszahlen anbelangt, ist es der Superstar unter seinesgleichen. Der Wirkstoff blockiert die Adrenalinrezeptoren am Herzen, so kann das Stresshormon dort nicht mehr andocken, der Herzschlag bleibt normal. Damit senkt Metoprolol den Puls, den Blutdruck und auch den Sauerstoffverbrauch am Herzmuskel. Es ist deshalb besonders wichtig für die Vorbeugung von chronischen Herzerkrankungen. Einmalig wird Metoprolol übrigens auch gerne mal gegen Lampenfieber eingenommen. Ich habe es aber noch nicht ausprobiert.

Simvastatin (über 14 Millionen Verordnungen): Simvastatin gehört zu den Statinen und soll hauptsächlich den bösen Cholesterinspiegel senken. Das Medikament verschreibt der Kardiologe oft auch bei Angina Pectoris oder nach einem Herzinfarkt, um weiteren Komplikationen vorzubeugen. Die Nebenwirkungen sind nicht unerheblich. Diskutiert wird seit Jahren, ob die enthaltenen Statine, die zwar gut für die Gefäße sein sollen, nicht doch dem Gehirn schaden. Die Frage ist vor dem Hintergrund spannend, dass sich die Zahl der Patienten, die Cholesterinsenker einnehmen, in den letzten Jahren fast verdoppelt hat. Davon nimmt der größte Teil die Tabletten vorbeugend ... Dabei muss man sich bei mäßig hohem Cholesterinspiegel eigentlich keine Gedanken machen. Ein Rauchstopp reduziert die Wahrscheinlichkeit für Herz-Kreislauf-Leiden, eine vernünftige Ernährung und regelmäßige Bewegung tun ihr Übriges – und das ganz ohne die Gefahr, dass wir uns nicht mehr an den Namen der netten Familie auf dem Campingplatz im Italienurlaub 1982 oder den Geburtstag von Großtante Elisabeth erinnern können.

Cetirizin (nicht verschreibungspflichtig) und seine Nachkömmlinge enthalten einen Wirkstoff, der gegen Allergien wie Heuschnupfen hilft. Er wirkt rasch und langanhaltend. Ich kann mich noch gut erinnern, wie es war, als die Medikamente bei uns rauskamen. Super, endlich was gegen meinen wirklich brutalen Heuschnupfen. Tja, und dann bin ich überall eingeschlafen. Da das wohl nicht nur bei mir so war, werden die Antihistaminika, wie diese Mittel auch heißen, mittlerweile auch als Schlafmittel eingesetzt.

Pantoprazol (über 13 Millionen Verordnungen): Nicht nur das häufige Einwerfen von Schmerzmitteln, sondern auch Dauerstress, der zu häufige Blick ins Glas, ungünstige Ernährungsgewohnheiten oder auch eine Infektion mit dem Bakterium Helicobacter pylori sind mit dafür verantwortlich, dass sich Magenschleimhautentzündungen und Magengeschwüre zu regelrechten Volkskrankheiten entwickelt haben. Entsprechend häufig kommen Magenschutzmittel wie Pantoprazol oder Omeprazol zum Einsatz. Die Medikamente hemmen die Säurebildung des Magens und stabilisieren somit den pH-Wert im Magen, also wie sauer es dort ist. Beide hemmen die sogenannten Protonenpumpen – als ich das Wort zum ersten Mal gehört habe, dachte ich sofort an *Star Wars*. Diese kleinen Transporter sitzen in der Wand von Magenschleimhautzellen und sind für die Ausschüttung von Magensäure zuständig. Wird mehr Säure freigesetzt, als wir beim Verdauungsprozess benötigen, können Entzündungen und Geschwüre entstehen, da die Säure dann direkt die Magenschleimhaut angreift. Nimmt man bestimmte Schmerzmittel, ist die Magenschleimhaut besonders ungeschützt und die Säure hat leichtes Spiel. Pantoprazol hilft dabei, das Gleichgewicht zwischen Schleimhaut und Säure wiederherzustellen.

Jetzt stellen Sie sich mal vor, Sie haben Bluthochdruck und Ihr Arzt verschreibt Ihnen ein Medikament, damit sich die Lage wieder beruhigt und das Risiko für eine Herz-Kreislauf-Erkrankung gesenkt wird. Was passiert denn nun im Körper? Klar, jedes Medikament wirkt anders, aber ich beschreibe hier mal ganz allgemein, wie ein Arzneimittel wirkt.

Von dem Augenblick an, in dem Sie Ihre Tablette in den Mund genommen und sie heruntergeschluckt haben, macht sie sich auf ihren Weg, ohne dass Sie groß etwas davon mitbekommen. Als Erstes gelangt sie in Ihren Magen und hier beginnt ein Prozess, der so klingt wie eine Geheimoperation: LADME. Der kryptische Begriff ist allerdings kein Geheimcode, den man mühsam mithilfe der Überschriften der Bild-Zeitung entschlüsseln muss. Er ist ein Akronym und heißt:

L = Liberation (Freisetzung)

A = Absorption (Aufnahme)

D = Distribution (Verteilung)

M = Metabolism (Verstoffwechslung)

E = Exkretion (Ausscheidung)

Freisetzung: Damit das Medikament in Ihrem Körper so wirken kann, wie es soll, muss die darin befindliche Wirksubstanz, also der Zauberstaub, der bis zu unseren Zellen vordringen soll, irgendwann freigesetzt werden. Das ist gar nicht so einfach, weil die Pille erst mal durch das Säurebad im Magen gelotst werden muss. Und diese Säure ist im wahrsten Sinne des Wortes echt ätzend und macht vor nichts halt. Deshalb überzieht man Medikamente, die über mehrere Stunden hinweg wirken sollen, mit einer säurefesten Hülle. Die hält dicht, bis das Medikament im Dünndarm gelandet ist, wo sich die Hülle auflöst und der Wirkstoff freigesetzt wird.

Aufnahme: Das Blutdruckmittel befindet sich jetzt im Darm und wird immer weiter in seine einzelnen Bestandteile zerlegt. Irgendwann löst sich der Wirkstoff des Medikaments heraus und wandert über die Darmzellen – die Darmwand ist durchlässig – in den Blutkreislauf.

Damit das funktioniert, ist es wichtig, WIE man seine Medis einnimmt. Manche Medikamente, wie zum Beispiel Schilddrüsentabletten, müssen auf nüchternen Magen und eine halbe Stunde vor dem Essen eingenommen werden, damit das alles so funktioniert. Wenn Sie Ihre Tablette zu Morgenkaffee und Milchbrötchen mit Marmelade schlucken, ist das vielleicht bequem, aber leider nutzlos. Denn dann passiert folgendes: Der Wirkstoff bindet sich an die kleinsten Bestandteile des Milchbrötchens, wandert nicht in den Blutkreislauf, sondern wird einfach wieder ausgeschieden. Somit war die ganze Aktion überflüssig.

Natürlich ist das bei jeder Wirksubstanz unterschiedlich. Bei manchen muss man gleichzeitig etwas essen, weil bestimmte Abläufe bei der Verdauung für die Lösung des Mittels notwendig sind und auch nur so der Übertritt in den Blutkreislauf möglich ist.

Verteilung: Vom Blutkreislauf aus wird der Wirkstoff an den Ort in Ihrem Organismus befördert, an dem er seine Wirkung tun soll. Zum Beispiel sorgt ein Blutdrucksenker dafür, dass die Blutgefäße sich entspannen, oder ein Schmerzmittel blockiert die Bildung von bestimmten Botenstoffen, wodurch das Gehirn keine Schmerzsignale mehr erhält.

Verstoffwechslung: Zuerst allerdings macht jede Substanz, sobald sie in den Blutkreislauf eingeschleust wurde, ihre übliche Visite bei einem unserer wichtigsten Organe, der Leber. Sie »bevorratet« Nährstoffe, ist aber auch eine Art Chemiefabrik mit Entgiftungsfunktion. Hier wird die Substanz, die ja schon im Dünndarm umgebaut wurde, noch mal bearbeitet und alle Bestandteile des Arzneimittels, die für die unmittelbare Wirkung nicht notwendig sind, werden abgebaut, geschreddert und in Richtung Ausgang befördert. Das, was übrigbleibt, tut seine Wirkung am Zielort.

Ausscheidung: Jedes Medikament enthält Zusatzstoffe, die der Körper, sobald die Substanz ihre Mission erfüllt hat, nicht mehr braucht und deshalb wieder ausscheidet. Dies geschieht meist über die Nieren (Urin) oder den Stuhl. Je nachdem, wie lange das Medikament wirkt, müssen Sie nach einer bestimmten Zeit wieder eine Tablette schlucken – und LADME beginnt von vorne.

Doktor Zufall spielt in den Laboren der Arzneimittelhersteller eine größere Rolle, als man denkt: Addyi, das rosafarbene Viagra für die Frau, ist ein solcher Zufallsfund. Der Wirkstoff Flibanserin sollte gar keine sexy Gefühle auslösen, sondern eigentlich Depressionen bekämpfen.

Pfizer hingegen forschte an einem neuen Wirkstoff namens Sildenafil gegen Angina Pectoris. Das Ergebnis der Studien war frustrierend, aber die männlichen Testpersonen waren trotzdem beglückt. Sie ließen sich sogar so viel der Tabletten wie möglich von den Studienärzten mitgehen, denn Sildenafil verhalf vermehrt zu erfreulichen Erektionen. Als Pfizer es daraufhin gegen Erektionsstörungen testete, regnete es Dankesbriefe. A star was born … Tatsächlich wurde es dann sogar auch zur Behandlung von Bluthochdruck in der Lunge zugelassen, mit den bekannten erfreulichen Nebenwirkungen für Männer.

ZWEITKARRIEREN

Es ist wie mit begabten Schauspielern. Da gibt es einige, die erst mal scheiterten, dann aber im zweiten Anlauf extrem erfolgreich wurden.

Sildenafil wirkt nicht wie erhofft bei Gefäßverkalkung am Herzen (Angina Pectoris), dafür dank seiner gefäßerweiternden Wirkung potenzsteigernd. Das gescheiterte Herzmittel wurde zum Topseller. Das war es aber noch nicht. Hier wartete sogar noch eine dritte Karriere: Sildenafil entspannt nämlich auch die Blutgefäße in der Lunge, weshalb es seit 2005 gegen Bluthochdruck im Lungenkreislauf (pulmonale Hypertonie) zugelassen ist.

Fluoxetin sollte ursprünglich gegen Bluthochdruck helfen. Im Test blieb der Druck bei den Probanden zwar so, wie er war, dafür waren sie gut drauf. 1988 wurde das Medikament als Prozac in den USA und unter dem Namen Fluctin auch in Deutschland zugelassen. Gleichzeitig war die Substanz ein Durchbruch in der Depressionstherapie, weil sie die erste ihrer Klasse war, die den Spiegel des Gute-Laune-Hormons Serotonin im Gehirn erhöht.

Acetylsalicylsäure ist ein Klassiker, wenn es um die Behandlung von Schmerzen geht, wir alle kennen sie vor allem als Aspirin. Doch sie kann noch mehr. Weil ASS die Zusammenballung von Blutplättchen hemmt, verordnen Ärzte den Wirkstoff gerne dazu, um Blutgerinnsel in der Blutbahn zu vermeiden. Das kann niedrig dosiert vor allem Herzpatienten schützen, die keinen zweiten Infarkt oder Schlaganfall erleben möchten.

Clonidin hilft zwar nicht wie zunächst gedacht gegen Schnupfen, dafür senkt es wirksam den Blutdruck und hilft auch gegen Schmerzen.

Botulinum (lat. *botulus* bedeutet Wurst) ist ein Gift, das entsteht, wenn Würste oder auch Konserven schlecht werden. 1981 entdeckte der US-amerikanische Arzt Alan Scott, dass der Giftstoff wunderbar gegen das Schielen half, aber auch bei Schiefhals oder spastischen Erkrankungen der Muskeln. Gleichzeitig wirkten die Patienten nach der Behandlung verjüngt, denn ihre Gesichtszüge waren plötzlich faltenfrei. Heute ist das Wurstgift unter der Bezeichnung Botox ein Megaseller.

WAS MACHEN MEDIKAMENTE IM KÖRPER?

Wie pustet eine Pille den Schmerz weg? Und wie kann eine Tablette mir helfen, dass ich die nächste Kreuzfahrt nicht wieder grün im Gesicht und über der Reling hängend verbringen muss?

Schmerzmittel

Wenn wir Schmerz spüren, sind daran verschiedene Botenstoffe, Nervenbahnen und Bereiche im Gehirn beteiligt. Bei einer Verletzung beispielsweise wird im Körpergewebe ein Botenstoff freigesetzt: Prostaglandin. Dieses bindet sich an spezielle Schmerzsinneszellen an den Nervenenden. Die geben dann in Windeseile oder eigentlich blitzschnell, weil es sich dabei um einen elektrischen Impuls handelt, Signale an die Steuerzentrale im Kopf weiter. Jetzt blinkt hier quasi die Warnlampe. Wir merken es daran, dass der Schmerz anhält. Wenn wir jetzt eine Tablette mit Acetylsalicylsäure, Ibuprofen oder Paracetamol schlucken, hemmen diese Wirkstoffe die Produktion bestimmter Prostaglandine, also der Schmerzbotenstoffe. Sie blockieren ein Enzym, das der Körper für die Herstellung von diesen Botenstoffen braucht. Das Schmerzsignal wird nicht mehr an das Gehirn weitergeleitet und wir nehmen den Schmerz nicht mehr wahr.

Gegen richtig starke Schmerzen werden Opioide eingesetzt. Sie sind mit Opium verwandt und dürfen nur vom Arzt verschrieben werden. Opioide wirken vor allem im Gehirn und im Rückenmark, wo sich Andockstellen für diese Substanzen befinden, deswegen nennt man ihre Wirkung auch »zentral«. Wir verfügen über ein äußerst praktisches körpereigenes Netzwerk, das Schmerzen hemmen kann. Das ist eine Erfindung der Natur, damit unsere Urahnen, die gefährlich lebten, extreme seelische und körperliche Belastungen abpuffern konnten. So können wir auch bei extremem Stress einen klaren Kopf bewahren und bleiben handlungsfähig. Dabei helfen sogenannte körpereigene Opioide, auch Endorphine genannt. Diese werden an der Gehirnbasis ausgeschüttet und blockieren hier die Entstehung von Angst oder wirken stark schmerzhemmend. Diese Erfahrung kennen einige Frauen, die ohne PDA ein Kind zur Welt gebracht haben und sich hinterher denken: Na, lief doch. Bei anderen waren die Endorphine leider weniger großzügig. Dieser Mechanismus ist sehr hilfreich, damit unsere Art nicht ausstirbt.

Werden nun aber Opioide von außen zugeführt, wie zum Beispiel Morphin bei sehr schwer Erkrankten, dann können die hundertmal stärker wirken als die körpereigenen Endorphine. Allerdings können sie auch zu starken Rauschzuständen führen und abhängig machen. Grundsätzlich dämpfen alle Schmerzmittel den Schmerz, blöd ist nur, dass die Ursache für den Schmerz nicht geheilt wird, sondern der Schmerz wird lediglich betäubt.

Mittel gegen Übelkeit

Auch Medikamente, die bei Seekrankheit helfen, sogenannte Antiemetika, beheben nicht die Ursache, aber das Symptom. Das gilt auch, wenn uns im Rahmen einer Migräne schlecht wird oder wir uns einen Magen-Darm-Virus eingefangen haben. Bei Reiseübelkeit ist meist durch die äußeren Bewegungen vom Schiff oder Auto (Vorsicht, Serpentinen!) das Gleichgewichtsempfinden gestört. Sie müssen sich das in etwa so vorstellen, dass das Gehirn die Bewegung da draußen registriert, aber über das Innenohr keine Beschleunigung wahrnimmt, und auch die Muskeln bleiben unbewegt. Diese Information bekommt die Steuerzentrale beziehungsweise der Hirnstamm nicht zusammen. Deshalb läuft jetzt das Alarmprogramm an. Es werden Nervensignale an das Brechzentrum im Gehirn geschickt, eine Region auf der Rückseite des Hirnstamms. Hier befinden sich jede Menge Andockstellen für bestimmte Botenstoffe wie etwa Acetylcholin oder Histamin, aber auch für Gifte, die bekanntlich ebenfalls Übelkeit auslösen. In den Medikamenten befindet sich der Wirkstoff Dimenhydrinat, der alle Bindungsstellen im Gehirn, an denen die buchstäblichen Übeltäter andocken können, blockiert und das aussitzt. Die Nervensignale gelangen also nicht mehr bis ins Brechzentrum, man fühlt sich besser und kann auf der Kreuzfahrt sogar in Erwägung ziehen, ob man am Captain's Dinner teilnimmt, ohne selbigem auf die Uniform zu kotzen.

Medikamente gegen Allergien

Auch hier geht Lindern vor Heilen und im besten Fall gilt es, zu verhindern, dass sich die Krankheit weiter ausbreitet. Dazu gibt es Tabletten,

Tropfen, Sprays, Salben oder Spritzen und auch verschiedene Wirkstoffe, je nach Art und Schwere der Allergie. Abhängig davon, wie schwer die Erkrankung ist und wie lange die Beschwerden bereits andauern, verordnet der Arzt unterschiedliche Mittel. Alle allergischen Reaktionen gehen mit einer Überproduktion von Histamin einher. Im Gehirn löst dieser Botenstoff Brechreiz aus, im Körpergewebe reizt er die Nerven, macht die Blutgefäße weiter und es kommt zu Juckreiz und Schwellungen.

Wirksam beispielsweise in Nasensprays oder Augentropfen sind sogenannte Mastzellstabilisatoren (zum Beispiel Cromoglicinsäure). Diese verhindern die Freisetzung von Histamin und Entzündungsstoffen aus den Abwehrzellen der Schleimhäute, die dann nicht mehr ins Gewebe oder in die Blutbahn übergehen. Diese Medikamente wirken vorbeugend.

In Tabletten gegen verschiedene Allergieformen von der Pollen- über die Tierhaar- bis hin zur Nahrungsmittelallergie werden Antihistaminika eingesetzt. Diese blockieren bestimmte Bindestellen für Histamin (H1-Rezeptoren).

Mittel gegen Asthma

Bei Asthma werden im Körper ebenfalls extreme Mengen an Histamin freigesetzt. Das Problem: Würde man hier Antihistaminika einsetzen, dann müsste man das Medikament so hoch dosieren, dass es unverträglich wäre. Zur Behandlung von Asthma gibt es deshalb zwei Medikamentengruppen: Bedarfs- und Dauermedikamente. Bedarfsmedikamente wirken rasch und werden gegen akute Beschwerden eingesetzt, die durch die Verkrampfung der Bronchien entstehen, also bei Bedarf. Viele Mittel dieser Gruppe enthalten sogenannte kurz wirkende Beta-2-Mimetika als Wirkstoffe. Sie binden an bestimmte Rezeptoren auf der Zelloberfläche, die Beta-2-Rezeptoren. So wird innerhalb der Zelle eine ganze Kaskade von Mechanismen ausgelöst, die dazu führt, dass die Muskeln der großen zentralen sowie der kleineren äußeren Bronchien erschlaffen (Bronchodilatation). Über weitere Mechanismen wirken die Substanzen zusätzlich gegen Entzündungen.

Bei einem chronisch entzündeten Atemwegssystem wirken Dauermedikamente anhaltender und sollen die Erkrankung unter Kontrolle halten. Kortikoide (Glukokortikoide), auch gerne einfach Kortison genannt, beeinflussen die Bildung entzündungsfördernder und -hemmender Proteine.

Beta-2-Mimetika erweitern die Atemwege. Beide Wirkstoffe können kombiniert werden. Dann gibt es noch die Leukotrienantagonisten, die Botenstoffe blockieren, die bei der Entzündungsreaktion der Atemwege eine Rolle spielen.

Durchfallmittel

Genauso wie Übelkeit ist Durchfall ein Symptom für eine Erkrankung, aber nicht die Erkrankung selbst. Meistens handelt es sich dabei um eine Schutzreaktion des Körpers, der Keime, Gifte oder Schadstoffe schnell wieder rausbefördern will. Frei verkäufliche Medikamente gegen akuten Durchfall basieren oft auf dem Wirkstoff Loperamid, ein Opioid. Es wirkt an den sogenannten Opioid-Rezeptoren im Darm, die die Darmbewegung und so den Weg des Verdauungsbreis durch den Dickdarm verlangsamen. Er bleibt länger im Darm, der Körper nimmt mehr Flüssigkeit daraus auf, dadurch wird der Verdauungsbrei eingedickt und der Durchfall hat sich erledigt. Aus diesem Grund ist übrigens Verstopfung eine mögliche Nebenwirkung von Schmerzmitteln wie Fentanyl oder Morphin. Während zahlreiche Opioide, wie etwa das in Hustensaft wirksame Codein, die Blut-Hirn-Schranke im Gehirn überwinden und so schläfrig machen, ist Loperamid eine Ausnahme. Es wirkt nicht über die Steuerzentrale im Kopf, sondern nur vor Ort auf die Darmperistaltik.

Heilsamer Schimmel: Die alten Ägypter waren großartig im Mumifizieren, und bei der Behandlung von Verletzungen waren sie ihrer Zeit weit voraus. Wenn sie infizierte Wunden verarzteten, machten die Heiler Breiumschläge aus Gerstenbrot. Allerdings ließen sie dieses vorher schön schimmelig werden. Klingt eklig, aber welche besonderen Fähigkeiten der Schimmelpilz Penicillium chrysogenum besitzt, wissen wir in unserem Kulturkreis seit 1928. Damals vergaß der Bakteriologe Alexander Fleming, bevor es in den Urlaub ging, ein paar krankheitserregende Bakterien in ihren Petrischalen in den Kühlschrank zu packen, und ließ sie in seinem Labor rumstehen. Als er wieder zurück war, fand er eine seiner Kulturen verschimmelt vor, und jetzt kommt's: Der Bakterienbewuchs um die Schimmelherde herum war verschwunden. Weitere Untersuchungen zeigten, dass die Substanz Penicillin gegen zahlreiche Krankheitserreger wirkt. Also warum nicht einfach mal in die Ferien fahren, ohne vorher aufzuräumen … wer weiß, was man dann bei seiner Rückkehr außer Ameisen und einem Waschbären in der Küche so findet.

Bandwurm-Diät: In den USA gab es um 1900 die ersten Empfehlungen für desinfizierte Bandwürmer aus dem Glas, um erfolgreich abzunehmen. Angeblich haben sich auf diese Weise in den 1930er-Jahren Jockeys auf ihre Fliegengewichte heruntergehungert, und auch Operndiva Maria Callas soll mit der Methode 40 Kilogramm abgespeckt haben. Doch dies gehört ins Reich der Legenden. Eine Infektion mit Bandwürmern, deren Eiern oder Larven kann zu einer schwerwiegenden Erkrankung führen und sogar Mitmenschen gefährden. Deshalb: Finger weg von Pillen mit Bandwurmlarven, die auch heute noch im Internet als Abnehmhilfe angeboten werden.

Murus Berlinensis (Berlin Wall): Bei seelischen Blockaden, wenn man keine Grenzen kennt oder aber dazu neigt, sich zu sehr von anderen Menschen abzugrenzen, soll ein Mittel aus der Küche englischer Homöopathen helfen. Das Homöopathikum auf Basis von Stücken der Berliner Mauer wird von der Londoner Apotheke Helios Homoepathy Pharmacy vertrieben. Der hochverdünnte Beton aus der Berliner Mauer, dessen Anmischen bekanntermaßen politisch motiviert war, soll besser wirken als der aus der Tiefgarage im Stadtzentrum. Fairerweise muss man dazu schreiben, dass der Homöopath und Träger des alternativen Nobelpreises 1996 George Vithoulkas im April 1997 auf einem Homöopathie-Kongress in Berlin (ja, dort) betonte, dass die Verwendung von Arzneimitteln wie Berlin Wall dem Ansehen der alternativen Heilmethode schade.

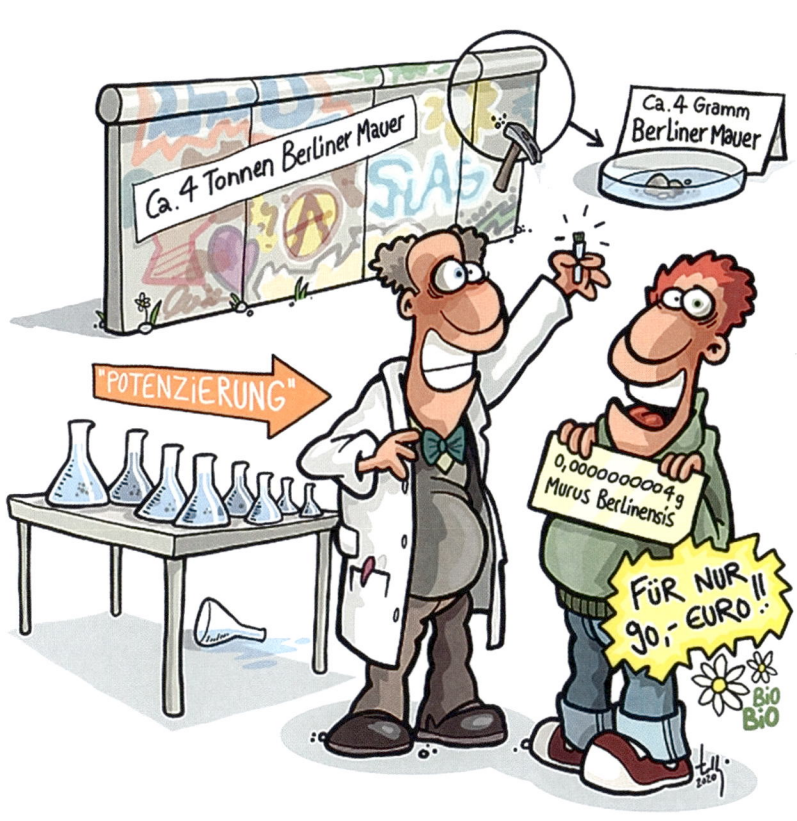

KEINE GUTE MISCHUNG

Der und die Bundesdeutsche, also quasi Sie und ich, sind ordentliche Medikamentenschlucker. 1200 Tabletten schlucken wir im Schnitt pro Jahr. Die Menge ist dabei das eine, der Mix das andere, denn gerne nehmen wir Medikamente mit einem Tässchen Kaffee, einem Schlückchen Bier oder zum Frühstück oder Abendessen ein. Dabei kann es bei zirka 13 Prozent dieser Mischungen zu unerwünschten Nebenwirkungen kommen. Diese sind zum Teil nicht ohne, zum Beispiel Schlafstörungen oder Herzrasen. Hier eine Auswahl wichtiger No-go-Kombinationen, was Sie also NICHT zusammen zu sich nehmen sollten:

No-Go #1: Antibiotika + Milch

Den meisten Antibiotika ist es egal, mit welcher Flüssigkeit man sie schluckt. Eine Ausnahme sind Tetracycline und Chinolone. Die werden tatsächlich wirkungslos, wenn sie zusammen mit Milch, Quark, Joghurtprodukten oder Käse sowie Nahrungsergänzungsmitteln mit Kalzium eingenommen werden oder wenn man zwei Stunden vorher oder danach Milch oder Milchprodukte zu sich nimmt. Das in der Milch enthaltene Kalzium verbindet sich mit den Wirkstoffen. Diese neu geschaffenen Molekülkugeln sind dann so groß und stabil, dass sie nicht mehr durch die Darmwand passen. Die Substanz wird – eingeschlossen im Kalzium – unverändert wieder ausgeschieden. Tetracycline werden übrigens häufig zur Behandlung von Blasen- oder Nierenentzündung sowie Bronchitis und Lungenentzündung verordnet, also nicht selten. Auch bei Augeninfektionen, Akne und bei Magen-Darm-Problemen kommen sie zur Anwendung.

No-Go #2: Antibiotika + Koffein

Antibiotika, die oft bei Blasen- oder Niereninfektionen verordnet werden, vertragen sich nicht mit koffeinhaltigen Getränken wie Kaffee, Cola, grünem oder schwarzen Tee. Denn das Koffein wird nicht ausreichend abgebaut, was zu Schlafstörungen, Herzrasen oder zu akuten Erregungszuständen führen kann. Solange die Einnahmepflicht besteht, sollte deshalb auf die erwähnten Produkte gänzlich verzichtet werden. Auch Asthmamedikamente mit Teophyllin sollte man nicht mit koffeinhaltigen Getränken einnehmen. Da das Koffein die Ausscheidung der Substanz verhindert, verstärkt sich zum einen die Wirkung, unter Umständen kommt es aber auch zu spürbareren Nebenwirkungen.

No-Go #3: Eisenpräparate + Koffein, Tee oder Rotwein

Bei diesem Mix sind die in den Getränken enthaltenen Gerbstoffe, sogenannte Tannine, die Schuldigen. Sie binden die Eisenionen schon im Magen und verhindern, dass das Spurenelement in den Blutkreislauf gelangt. Viel besser ist hier ein Glas Orangensaft, Vitamin C hilft bei der Aufnahme des Eisens.

No-Go #4: Verschiedene Medikamente + Grapefruitsaft

Grapefruits sind tolle Vitamin-C-Spender und haben gesundheitlich jede Menge positiven Nutzen. Sie sind sogar so gut, dass sie die Wirkung von Medikamenten verstärken können. Das kann für den Anwender allerdings leicht nach hinten losgehen. Ursache sind die in den Grapefruits enthaltenen Furanocumarine, die im Körper mit zahlreichen Arzneistoffen in Konkurrenz gehen. Das tun sie bereits, bevor die arzneilich wirksamen Stoffe aus dem Darm in den Blutkreislauf gelangen.

In der Darmwand sitzen Enzyme. Diese dienen als eine Art Bodyguard und zerstören einen Großteil des Wirkstoffs, der mit einem Arzneimittel aufgenommen wird. Dass an diesen Wächtern nur ein geringer Teil vorbeikommt, wird bei jedem Medikament natürlich miteingerechnet. Hat der Patient jedoch Grapefruit gegessen oder ihren Saft getrunken, machen die Bodyguards bevorzugt die Furanocumarine der Grapefruit platt und lassen wesentlich mehr der gleichzeitig eingenommenen Arzneistoffe in den Blutkreislauf. Die Folge ist eine Überdosierung mit entsprechenden Nebenwirkungen. Das betrifft zum Beispiel die drei Cholesterinsenker Atorvastatin, Lovastatin und Simvastatin, Blutdruckmittel wie Nifedipin oder Felodipin, die Gerinnungshemmer Clopidogrel, Ticagrelor und Rivaroxaban oder das Antibiotikum Erythromycin. In Kombination mit Schlaftabletten kann es zu Symptomen eines Vollrauschs kommen. Die Wechselwirkung betrifft auch einige Krebsmedikamente. Inzwischen wurden 50 Wirkstoffe identifiziert, die sich nicht mit der Grapefruit vertragen.

No-Go #5: Diuretika + Lakritze

Wer Entwässerungsmittel einnimmt, sollte auf den Genuss von Lakritze verzichten. Regelmäßiger Verzehr der Süßigkeit, deren Hauptbestandteil aus der Süßholzwurzel stammt, führt in Kombination mit Diuretika zu verstärktem Kaliumverlust. Die Folgen: Muskelschwäche, erhöhter Blutdruck, verlangsamte Reflexe und Müdigkeit.

No-Go #6: Goji-Beeren + Gerinnungshemmer

Die in China als »Beere des Glücks« bezeichnete Goji-Beere wurde lange als verjüngendes Superfood gehypt. Allerdings wurde keine der Wirkungen in Studien belegt. Fakt ist, dass Menschen, die Medikamente einnehmen, die die Blutgerinnung hemmen, auf die Beeren verzichten sollten. Ihre Inhaltsstoffe können die gerinnungshemmende Wirkung vermutlich verstärken und gefährliche Komplikationen verursachen.

No-Go #7: Asthmamedikamente + Pfeffer oder Schokolade

Die Wirkung von Asthmamitteln mit Theophyllin verstärkt sich durch das in schwarzem Pfeffer enthaltene Piperin. Dieser Stoff ist ein sogenannter Bioenhancer, das bedeutet, er erhöht die Bioverfügbarkeit anderer Substanzen. Das heißt, Piperin kann die Wirksamkeit von anderen Wirkstoffen extrem erhöhen. Das ist im Zusammenspiel mit dem entzündungshemmenden Curcumin aus dem Gewürz Kurkuma eine super Sache. In Verbindung mit Theophyllin wirkt es sich allerdings verheerend aus und kann zu Übelkeit, Erbrechen oder sogar Herzrhythmusstörungen führen. Ebenfalls mit Vorsicht zu genießen ist Schokolade in Verbindung mit Theophyllin. Schokolade enthält Tannine, das sind Gerbstoffe, die Theophyllin im Körper anreichern. Auch grüner oder schwarzer Tee sind gerbstofffrei und sollten nicht zusammen mit Asthmamedikamenten eingenommen werden.

No-Go #8: Schilddrüsenhormone + Mineralwasser

Schilddrüsenpatienten sollten ihre Medikamente nur mit Leitungswasser und nie zusammen mit Mineralwasser einnehmen. Das darin enthaltene Kalzium und Magnesium macht die Hormone wirkungslos. Auch auf Sojadrink, Tofu und Co. sollten sie verzichten, denn die darin enthaltene Sojaisoflavone vermindern die Wirkung von Levothyroxin.

Bei Schilddrüsenunterfunktion ist auch Kohl zu meiden, denn er ist reich an Thioglykosiden und zyanogenen Glykosiden. Diese Substanzen senken die Aufnahme von Jod in die Schilddrüse beziehungsweise verhindern die Umwandlung von Jod in Schilddrüsenhormone. Pflaumen, Milchzucker (Lactose) oder Flohsamenschalen sind für Menschen mit Schilddrüsenunterfunktion ebenfalls ungünstig. Zwar sind es beliebte natürliche Hilfsmittel zur Vorbeugung von Verstopfung, einem unliebsamen Begleitsymptom der Unterfunktion. Doch da Schilddrüsenhormone einige Zeit benötigen, bis sie aus dem Darm aufgenommen werden, kann es bei der gleichzeitigen Einnahme von abführenden Stoffen zu einer beschleunigten Darmentleerung kommen und das Levothyroxin wird ungenutzt ausgeschieden. So verringert sich die Wirkung oder bleibt ganz aus. Es sollten also immer mindestens zwei Stunden nach der Levothyroxin-Einnahme verstreichen, bevor man ein Abführmittel einnimmt.

No-Go #9: Verschiedene Medikamente + Alkohol

Beruhigungsmittel, Schlafmittel und Antidepressiva hemmen die Reizübertragung im zentralen Nervensystem, ebenso wie Schnaps, Bier, Wein und Co. Wird beides zusammen eingenommen, verstärkt sich die Wirkung, es kann zu nächtlichen Atemaussetzern kommen, die das Herz stressen. Oder die Wirkung der Medikamente verzögert sich, sodass ein Schlafmittel beispielsweise noch den ganzen Vormittag lang müde macht. Aspirin oder andere Medikamente mit dem Wirkstoff ASS wirken blutverdünnend und können zusammen mit Alkohol zu einer lebensgefährlichen Mixtur werden. Und schließlich kann Paracetamol in Kombination mit Alkohol die Leber schädigen.

Natürlich spült man normalerweise seine Schlafmittel oder Stimmungsaufheller nicht mit einem Gin Tonic oder einem Glas Rotwein herunter. Was viele allerdings nicht wissen – abends nach dem Schöppchen Wein oder dem gepflegten Feierabendbier sind noch Abbauprodukte von Alkohol in der Leber vorhanden, die etwa die Wirkung von Schlafmitteln verlangsamen und hemmen. Und auch Medikamente, die am Morgen nach einer Party eingenommen werden, können stärker wirken oder Nebenwirkungen hervorrufen.

Größere Mengen von getrockneten Pflaumen, Feigen oder Aprikosen können abführend wirken und sollten nicht kurz nach der Einnahme der Antibabypille gegessen werden. Das gilt auch für andere Abführmittel. Die Wirkstoffe der Antibabypille werden so zu schnell aus dem Körper geschleust, eine Schwangerschaft ist möglich. Ebenfalls vermeiden sollte man Johanniskraut. Der natürliche Stimmungsaufheller steckt in Tees, pflanzlichen Arzneien und Nahrungsergänzungsmitteln und hebt die Wirkung der Pille auf.

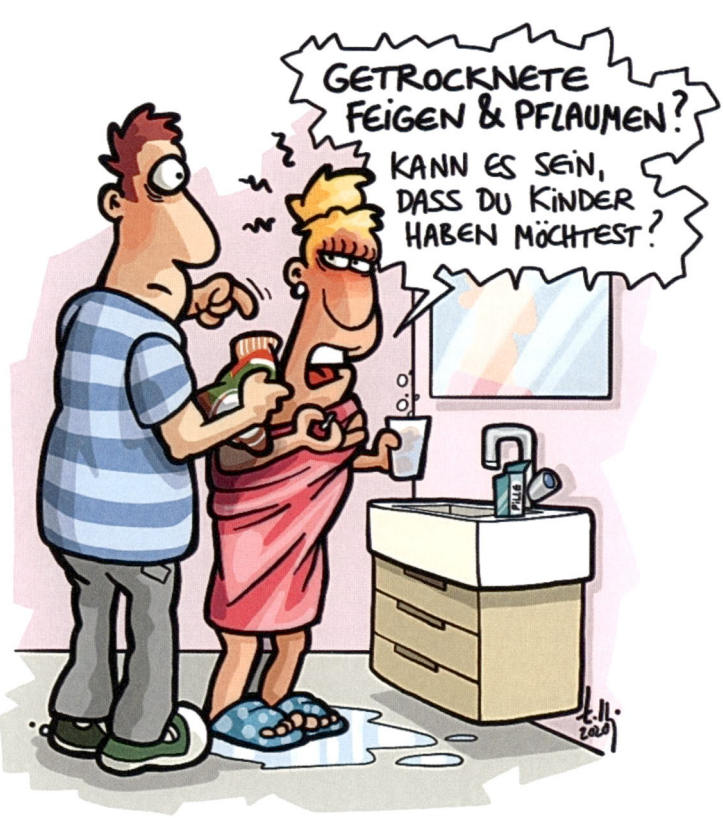

Die meisten Pharmahersteller färben ihre Medikamente ein. Tabletten, Kapseln, Dragees und sogar Injektionslösungen gibt es in vielen farblichen Varianten – rot, weiß, gelb, blau, orange oder auch gemischt. Das hat verschiedene Gründe. Tatsächlich spielen Design und Ästhetik eine Rolle, denn gefärbte Mittel sehen einfach hübscher aus als weiße Pillen. Es gibt auch Tabletten, die mit dem Namen des Herstellers versehen oder farblich der sogenannten Corporate Identity angepasst sind. Das Ganze dient der Vermarktung und dem Wiedererkennungswert. Die Mittel sollen den Patienten ja auffallen und ihnen in Erinnerung bleiben.

Außerdem kann ein Patient, solange er nicht farbenblind ist oder unter einer stärkeren Sehschwäche leidet, seine Pillen besser unterscheiden. Das ist vor allem von Vorteil, wenn man viele Medikamente einnehmen muss. Die rote Tablette morgens, mittags die weiße und abends die blaue – das lässt sich besser merken.

Für einen Arzt kann die Farbe unter Umständen ebenfalls hilfreich sein, denn so kann er aus den Aussagen des Patienten Rückschlüsse auf das Medikament ziehen, wenn ihm kein Medikamentenplan vorliegt. Auch wenn ich unter uns sagen muss, dass es nicht ganz einfach ist, nachts in der Notaufnahme zusammen mit dem Patienten rauszufinden, was denn nun die »kleine Grüne« ist, von der er die ganze Zeit spricht.

Meistens spielen farbpsychologische Überlegungen eine Rolle, denn wir Menschen orientieren uns seit Urzeiten sehr stark anhand optischer Signale. So wollen Pharmahersteller ihre Patienten auf einer unbewussten Ebene so beeinflussen, dass sie ein Arzneimittel für besonders wirkungsvoll halten und einem Medikament treu bleiben. Und dass sie ihre Pillen regelmäßig einnehmen. Denn zwischen 33 und 50 Prozent aller Patienten halten sich nicht – ja, richtig gelesen: NICHT – an die vom Arzt verordnete Langzeittherapie.

Jede Farbe hat einen emotionalen Wert. Rot soll beispielsweise auf- oder anregend wirken, aber auch gefährlich. Blau verbindet man mit beruhigend oder kühl oder auch männlich. Weiß steht für rein, Grün für pflanzlich, Gelb für Love & Light oder Licht und Leben, Rosa und Lila für weiblich.

Untersuchungen haben beispielsweise gezeigt, dass depressive Patienten besser auf gelb gefärbte Tabletten ansprechen als auf grüne oder rote. Kleines Problem bei Gelb, genauer gesagt Chinolingelb oder E104: Manche Menschen reagieren drauf allergisch. Beruhigungsmittel mit roter Färbung nahmen Teilnehmer an entsprechenden Studien als anregend und blaue als eher entspannend wahr. Bluthochdruckpatienten schätzten weiße Pillen und braunen Tabletten glaubte man am ehesten, dass sie abführend wirkten.

Tabletten mit pflanzlichen Inhaltsstoffen sind daher gerne grün eingefärbt, ebenso wie Magenmittel. Starke Schmerzmittel und Herz-Kreislauf-Präparate sind rot, Schlafmittel hellblau, Antidepressiva und Aufputschmittel eher rot, gelb oder pastellfarben und Verhütungsmittel lavendelfarben oder rosa.

Neben der Farbe spielen auch Name, Preis, Form und Geschmack (bitter kommt vor süß, außer bei Kindern) eine Rolle dabei, ob man der Therapie treu bleibt. So halten viele Patienten teure Präparate für wirksamer als günstige, weil sie sich so mehr von ihrem Arzt wertgeschätzt fühlen. Schließlich gönnt er ihnen damit etwas ganz Besonderes, auch wenn ein günstigeres Medikament genauso gut wirkt. Geschmacklich sollte ein Medikament möglichst bitter sein, denn getreu dem Volksmund hilft nur, was bitter schmeckt. So ist auch eine Spritze vom Arzt immer wirkungsvoller als ein Medikament, das man schlucken muss. Denn was bei der Verabreichung wehtut, muss einfach besser sein. Ist die Injektionslösung dann auch noch bunt, wirkt sie bombastisch.

Schließlich können Arzneimittel Farbstoffe enthalten, damit sie nicht missbraucht werden. So enthält das Benzodiazepin Flunitrazepam (Rohypnol) als Lösung einen blauen Farbstoff, damit es nicht als »Date Rape Drug« (K.-o.-Tropfen) unauffällig in Getränke gegeben werden kann.

Problematisch und verwirrend kann es übrigens werden, wenn der Hersteller die Farbe eines Medikaments plötzlich ändert. Ein Forscherteam am Brigham and Women's Hospital in Boston (an dem ich tatsächlich eine Zeit gearbeitet habe – ich platze hier vor Stolz) bestätigte, dass viele Patienten die Einnahme von Medikamenten unterbrechen, wenn sich Farbe und Form des Arzneimittels ändern. Sie sind dann oft nicht sicher, ob noch der gleiche Wirkstoff enthalten ist, oder befürchten, dass sie ein falsches Mittel erhalten haben.

ARZNEIMITTEL RICHTIG EINNEHMEN

Dafür, dass ein Medikament nicht wirkt, kann man eine Menge tun. Man kann Grapefruitsaft trinken, bei der Einnahme nicht nüchtern oder zu nüchtern sein, Tabletten teilen, obwohl sie nicht teilbar sind. Deshalb gibt es hier einen Überblick über die häufigsten Arzneiformen und die wichtigsten Tipps, wie man sie richtig einnimmt.

Tabletten

◇ Grundsätzlich Tabletten nur mit Wasser schlucken. Kaffee, Cola, schwarzer Tee und andere Getränke reagieren unter Umständen mit den Wirksubstanzen (siehe ab Seite 32). Am besten im Sitzen oder Stehen den Kopf leicht nach hinten neigen und die Tablette mit einem großen Schluck Wasser in den Mund nehmen. So rutscht sie in den Rachen und bleibt nicht im Mund liegen. Danach noch ein großes Glas Wasser nachtrinken.

◇ Teilbare Tabletten können Sie zerkrümeln und zum Beispiel unter Apfelmus oder Kartoffelbrei mischen, um sie zu schlucken. Natürlich gehen auch Schokocreme oder Vanillepudding.

◇ Apropos teilen: Wenn sich auf einer Tablette eine Einkerbung befindet, heißt das nicht, dass sie auch geteilt werden darf. Manchmal ist das nur ein Schmuckelement, damit es schöner aussieht. Zytostatika, die im Rahmen einer Chemotherapie verordnet werden, können beispielsweise solche Einkerbungen haben. Werden sie auseinandergebrochen, kann dabei giftiger Bruchstaub entstehen, den Sie nicht einatmen sollten. Deshalb Tabletten immer nur dann teilen, wenn es im Beipackzettel steht oder der Arzt als Dosisoption eine halbe Tablette verordnet. Sie können auch immer in der Apotheke nachfragen.

◇ Der richtige Zeitpunkt: Manche Arzneimittel sind nüchtern einzunehmen, andere nicht, weil sie sonst weniger verträglich sind und die Schleimhäute angreifen. Andere Tabletten sollten Sie wiederum eine halbe Stunde vor dem Essen – und nicht mit dem ersten Bissen – oder gleich in der Frühe nach dem Aufstehen einnehmen. Nach dem Essen heißt zwei Stunden später und nicht als Keksersatz zum Espresso.

◇ Wichtig: Bei Lutschtabletten dienen oft Zucker und Zuckeralkohole als Basis. Bei Fruktoseintoleranz also Finger weg und beim Arzt oder Apotheker nach Alternativen fragen.

◇ Lutschtabletten nicht zerbeißen, sondern im Mund immer hin und her bewegen, bis sie vollständig aufgelöst sind. Sie wirken normalerweise lokal oder die Wirkstoffe darin gelangen über die Gefäße in der Mundschleimhaut schnell in den Blutkreislauf.

◇ Schmelztabletten gegen Schmerzen unter die Zunge legen und auflösen lassen.

◇ Vorsicht, schmerzlindernde Wirkstoffe in Lutschtabletten machen die Zunge etwas taub. Deshalb behutsam lutschen, sonst beißen Sie sich versehentlich in die Zunge oder schlucken die Tablette herunter. Dann zerstört die Magensäure den Wirkstoff. Passiert es trotzdem, ein Glas Wasser hinterhertrinken.

◇ Bei entzündungshemmenden Inhaltsstoffen oder Nikotin zur Raucherentwöhnung nach der Anwendung mindestens fünf bis zehn Minuten weder essen noch trinken.

Hartkapseln

◇ Am besten im Sitzen oder Stehen den Kopf nach vorne neigen und die Kapsel zusammen mit einem Glas Wasser einnehmen. Dann schwimmt sie nach hinten in den Rachen und rutscht besser runter.

◇ Hartkapseln kann man nicht teilen. Manche lassen sich öffnen und Sie können den Inhalt in Wasser oder Joghurt streuen. Aber Kapseln mit magensaftresistentem Überzug oder verzögerter Wirkstofffreisetzung auf keinen Fall öffnen! Außerdem kann der Inhalt unangenehm schmecken und Mund- oder Rachenschleimhaut reizen.

◇ Vorsicht, viele Kapseln enthalten Laktose (Milchzucker). Bei einer Intoleranz in der Apotheke nach Alternativen fragen.

Arzneisaft

◇ Den Saft immer sorgfältig abmessen. Dabei helfen Messbecher, -löffel oder Dosierspritzen, die der Packung beiliegen. Bleibt im Messbecher ein Rest des dickflüssigen Safts zurück, diesen mit einer kleinen Menge Wasser lösen und nachtrinken.

◇ Die Dosis niemals selbstständig abändern, sondern mit dem Arzt oder Apotheker abstimmen, auch wenn der Saft total gut schmeckt.

◇ Idealer Einnahmezeitpunkt ist nach dem Essen. Dann kann der Saft an der Magenwand entlang am Speisebrei vorbeifließen, gelangt schnell in den Dünndarm und von dort aus in den Blutkreislauf.

◇ Wichtig: Oft wird statt Zucker der Austauschstoff Sorbitol genutzt. Er kann in höheren Konzentrationen zu Durchfällen und Blähungen führen. Bei Fruktoseintoleranz müssen Sie auch Sorbit meiden.

◇ Meist ist Alkohol in geringer Menge enthalten, bei Alkoholkrankheit daher auf alkoholfreie Varianten ausweichen.

◇ Muss der Saft kühl aufbewahrt werden, vor der Anwendung in den Händen anwärmen. So überdecken die Aromastoffe besser den Arzneigeschmack (vorteilhaft bei Kindern).

Tropfen – eine Wissenschaft für sich

Damit Sie die erforderlichen Tropfen exakt abzählen können, helfen folgende Tricks:

◇ Den Flaschenboden leicht mit einem Finger antippen oder die stehende Flasche einmal auf die Tischfläche klopfen, um das Belüftungsröhrchen zu leeren. Nicht die Tropfvorrichtung an der Flasche manipulieren und auch nicht zu kräftig klopfen oder schütteln. Das kann die Dosierung des Arzneimittels verändern.

◇ Je nach Tropferkonstruktion die Flasche in einer bestimmten Position halten. Beim Zentraltropfer befindet sich ein feines Röhrchen in der Mitte der Tropfvorrichtung. Diese Tropfer immer senkrecht halten, damit sie die richtige Tropfengröße abgeben. Randtropfer müssen schräg gehalten werden.

Wirkstoffpflaster

So kleben Sie richtig:

◇ Pflaster auf heile, unbehaarte Haut am Rücken, Bauch, Oberschenkel oder Oberarm kleben. Bei jeder Anwendung die Stelle wechseln. Und ja, auch wenn Sie jetzt sagen, ist doch klar: bitte nur kleben nicht lutschen! Ich habe in der Notaufnahme immer wieder Opioidpflaster unter der Zunge älterer Herrschaften rausziehen dürfen ...

◇ Die Stelle vorher mit Wasser reinigen. Keine Seife verwenden und nicht eincremen, da das Pflaster dann nicht mehr richtig klebt. Auch nicht rasieren, weil auch kleinste Verletzungen die Haut reizen und zu riskant hohen Wirkstoffspiegeln führen können.

◇ Pflaster nicht zerschneiden. Bei einem Matrixpflaster stimmt die Dosierung dann nicht mehr und es klebt auch nicht mehr richtig. Bei Membranpflastern kann es bei einer Beschädigung zu einer unkontrollierten Abgabe der Wirksubstanz kommen.

◇ Beklebte Hautpartien unbedingt vor Wärme schützen wie der Sitzheizung im Auto, Wärmflasche oder Kirschkernkissen oder auch Sonneneinstrahlung.

Wo aufbewahren?

Die meisten Arzneimittel trocken und bei Raumtemperatur lagern und nicht in der Süßigkeitenschublade! Auch nicht auf dem Heizkörper oder in der Sonne liegen lassen. Bei zu viel Wärme kann können die Tabletten aufweichen oder im Blister verkleben und die Wirksubstanz kann sich verändern. Ist die Luftfeuchtigkeit zu hoch, zum Beispiel neben dem Herd im Gewürzregal, dann beginnt sich zum Beispiel die Gelatine um Hartkapseln zu lösen. Ist es zu trocken, werden sie brüchig. Kapseln immer bis zur Einnahme im Blister oder in der Verpackung lassen. Am besten die Arzneimittel dort aufheben, wo Ihre Glühbirnen lagern … Eine Ausnahme sind manche Arzneisäfte, Impfstoffe oder Transdermalpflaster, die kühl aufbewahrt werden müssen. Bei Raumtemperatur können sich die Inhaltsstoffe schneller zersetzen. Das Gefrierfach ist allerdings nicht geeignet.

Und wie lange halten sie?

Präparate mit abgelaufenem Haltbarkeitsdatum immer entsorgen. Die Arzneimittel können nicht nur ihre Wirkung verlieren, manchmal entstehen auch giftige oder ungenießbare Abbauprodukte.

Angebrochene Säfte kann man oft nur kurze Zeit verwenden. Am besten das Datum auf die Packung schreiben, wann Sie sie geöffnet haben. Abgelaufene Medikamente auf keinen Fall in die Toilette oder ins Waschbecken kippen. Die richtige Entsorgung ist von Bundesland zu Bundesland unterschiedlich. Unter arzneimittelentsorgung.de/home erfahren Sie, wie es geht.

WAS ZUM TEUFEL SIND
»ALTERNATIVE ARZNEIMITTEL«?

Unter dem Begriff alternative Arzneimittel versteht man Medikamente, die Ärzte und Heilpraktiker begleitend zur normalen medizinischen Behandlung verordnen (manche sagen dazu auch Schulmedizin, ich finde das aber nicht passend). Es gibt sie nur in der Apotheke, sie müssen aber nicht vom Arzt verschrieben werden. Auch eine Selbstbehandlung ist möglich, allerdings sollten Sie sich vorher dazu schlau machen, denn ein Teil der pflanzlichen Arzneien kann bei fehlerhaftem Einsatz auch Nebenwirkungen verursachen.

Pflanzliche Arzneien: Zwei Drittel der Deutschen vertrauen auf den Spruch, dass gegen jedes Leid ein Kraut gewachsen ist. Bei der Pflanzenheilkunde, der Phytotherapie, handelt es sich um eines der ältesten Therapieverfahren der Medizin. Gelehrte aus Arabien, China und Europa haben im Lauf von mehr als 5000 Jahren eine riesige Menge an Heilpflanzen gesammelt, gesichtet und ausprobiert. 70 000 Heilpflanzenarten gibt es weltweit. Im 19. Jahrhundert gelang es Chemikern schließlich, die in den Pflanzen wirksamen Substanzen in Reinform zu isolieren. So entdeckte man zahlreiche hochwirksame Substanzen wie das Morphin aus dem Schlafmohn oder die Salicylsäure aus der Weidenrinde. Für ihre Wirksamkeit gibt es wissenschaftliche Belege, wie auch für andere Pflanzenstoffe, zum Beispiel im Johanniskraut (bei depressiven Verstimmungen innerlich und bei Muskelschmerzen äußerlich), Ginkgo (für das Gehirn), Baldrian (bei Nervosität und Einschlafproblemen), Kümmel (bei Blähungen und Bauchkrämpfen) oder Sonnenhut (bei Erkältung). Dass die Substanzen wirken, heißt aber auch, dass diese Medikamente nicht »harmlos« sind. Vor allem Allergiker sollten hier sehr vorsichtig sein. Auch bei der Einnahme von pflanzlichen Arzneien kann es zu Nebenwirkungen kommen oder zu Wechselwirkungen mit anderen Medikamenten. Deshalb gehört die Behandlung mit Phythotherapeutika immer in die Hand eines Arztes. Und: Leider ist nicht gegen jedes Leid ein Kraut gewachsen.

Bachblüten: In der Apotheke stehen sie als Nice-to-have oft an der Kasse, man nimmt sie mal so mit, kann ja nicht schaden: Notfalltropfen (Rescue Remedy) oder -bonbons nach den in den 1930er-Jahren entwickelten Rezepturen von Dr. Edward Bach (1886–1936). Bachblüten nennt man 38 Essenzen, die durch einen wässrigen Auszug aus Blüten, der anschließend stark verdünnt wird, gewonnen werden. Mit an Bächen wachsenden Blüten haben diese Pflanzenstoffe nichts zu tun, auch wenn es irgendwie hübsch klingt. Werden die Bachblüten richtig ausgewählt, sollen sie bei krank machenden Seelenzuständen helfen. Notfalltropfen sind eine Mischung aus fünf Bachblüten und sollen insbesondere bei seelischen Notfällen wie Prüfungsangst oder Stress mit dem Chef entlastend wirken. Die Essenzen sollen dabei auf feinstofflicher Ebene mit der Weitergabe von Information und Energie wirken. Auch wenn viele Menschen positive Erfahrung damit machen, schätzt man die Wirkung von Bachblüten aus wissenschaftlicher Sicht als nicht nachvollziehbar ein.

Schüßler-Salze: Die nach dem deutschen Homöopathen Wilhelm Heinrich Schüßler (1821–1898) benannten Mineralsalze haben ebenfalls viele Anhänger. Schüßler wollte mit der Konzentration auf zwölf Mineralstoffe – heute gibt es dazu noch 15 Ergänzungsmittel – die homöopathische Behandlung mit ihren damals rund 200 Heilmitteln vereinfachen. Er hatte beobachtet, dass organische Störungen oft auf einem Mineralstoffmangel in den Körperzellen beruhten. Zum Ausgleich sollen diese in homöopathischer Potenz eingenommen werden. Die Salze werden ähnlich hergestellt wie Homöopathika. Die Ausgangssubstanz wird stark verdünnt, worauf ihre Wirksamkeit beruhen soll (kann ich bis heute nicht nachvollziehen). Auch wenn die Behandlungskosten durch einige deutsche Krankenkassen übernommen werden, ist die Therapie aus wissenschaftlicher Sicht nicht plausibel.

Anthroposophische Medizin: Dieses Therapiesystem baut auf der naturwissenschaftlich basierten Schulmedizin auf. Ihre Begründer Rudolf Steiner (1861–1925) und Ita Wegmann (1876–1943) forderten explizit, dass diese Medizin nur von einem Arzt eingesetzt werden dürfe. Insofern haben anthroposophische Ärzte dieselbe Ausbildung wie ihre schulmedizinisch tätigen Kollegen und seit 1989 ist die Anthroposophische Medizin als medizinische Richtung gesetzlich anerkannt. Hier werden die geistigen, seelischen und vitalen Aspekte eines Menschen in das Verständnis von Gesundheit, Krankheit, Diagnostik und Therapie integriert, was sich in Diagnostik und Therapie niederschlägt. Dazu gehören kunst- und bewegungstherapeutische Angebote, äußere Anwendungen wie Wickel und Bäder, Ernährungsempfehlungen oder Biografiearbeit. So werden – in Studien nachweisbar – die Selbstheilungskräfte angeregt. Gute Erfolge hat diese Medizin in der begleitenden Krebsbehandlung gezeigt.

Kneipp-Therapie: Der Klassiker wird von vielen klassisch schulmedizinisch arbeitenden Ärzten, die die eine oder andere naturheilkundliche Fortbildung mitgemacht haben, sehr geschätzt. Mitte des 19. Jahrhunderts entwickelte der Pfarrer Sebastian Kneipp ein Heilsystem aus Ernährung, Bewegung, Pflanzenheilkunde und Ordnungstherapie. Ein großer Teil seiner Ideen beruht dabei auf der Heilkraft des Wassers. Es gibt über hundert verschiedene Anwendungen, darunter Güsse, Wickel, Armbäder und Abreibungen. Kneipp-Anwendungen sollen vorbeugend und immunstärkend wirken, aber auch gut bei Kreislaufbeschwerden und Erschöpfungszuständen, Rücken- und Gelenkbeschwerden sowie bei Verdauungsproblemen sein. Ein einfaches Beispiel zur Selbstbehandlung ist der kalte Guss (Hallo wach!) zum Abschluss der morgendlichen Dusche. Dazu den kalten Wasserstrahl von der rechten Wade bis zum Oberschenkel führen, dann sind linkes Bein, rechter Arm, linker Arm, Rücken und Brust an der Reihe. Unter uns, ich nehme es mir jedes Mal vor und mache es dann doch nur alle paar Tage. Aber ich steigere mich… Bei niedrigem Blutdruck oder großer Hitze ist ein kaltes Armbad super: Waschbecken mit kaltem Wasser füllen, beide Unterarme langsam bis zum Ellbogen ein bis zwei Minuten lang eintauchen. Danach das Wasser abstreifen und trocknen lassen. Ich finde Kneipp so großartig, weil man selbst viel ausprobieren kann und es nicht unnötig kompliziert ist. Zudem denke ich dabei an eine Bergwanderung, bei der ich in einer kalten Quelle meine Füße erfrischt habe, oder wie ich im Herbst mit hochgrekrempelter Hose am Strand barfuß durchs Wasser laufe. Schöne Erinnerungen.

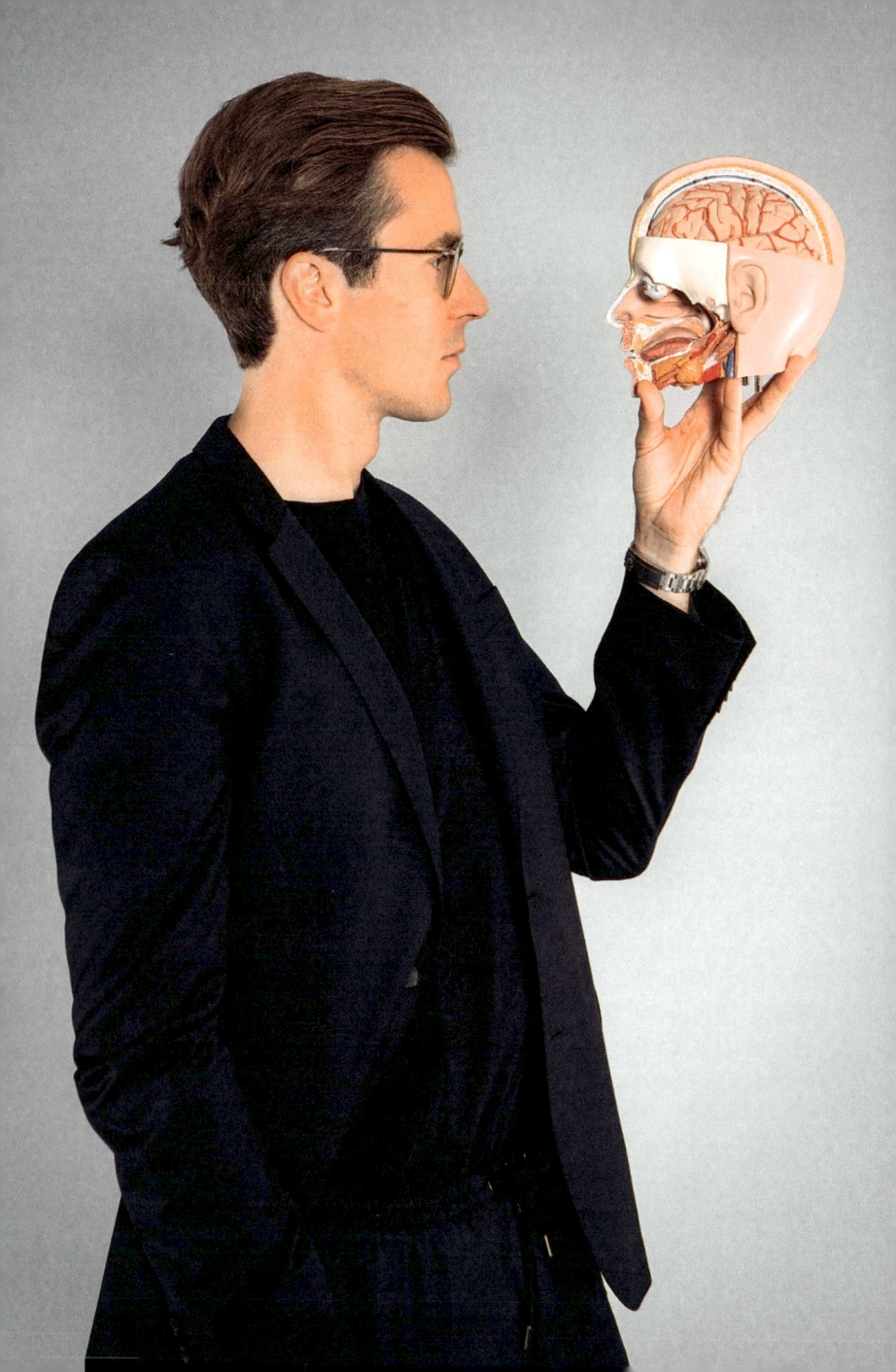

ERNÄHRUNG

An einem Kliniktag in der Notaufnahme kann es einigermaßen friedlich zugehen. Man plaudert mit den Pflegern und Schwestern, trinkt ein Käffchen, grüßt winkend über die Flure und denkt über Gott und die Welt nach. Meistens aber, genauer gesagt allermeistens geht es an einem Kliniktag ziemlich hektisch zu. Das merkt man daran, dass man in der Frühschicht schon gegen Mittag seine 10 000 Schritte locker zusammengebracht hat, erst nach Stunden ein Sekündchen hat, um aufs Klo zu rennen oder einen Schluck kalt gewordenen Kaffee zu trinken, und sämtliche Schwätzchen fallen aus. Jetzt denken Sie vielleicht: Na gut, aber so bleiben die Ärztinnen und Ärzte, Pfleger und Krankenschwestern natürlich ziemlich fit. Und das gilt wahrscheinlich für die meisten Leute, die in einem Gesundheitsberuf arbeiten, die bewegen sich genug, essen gesund und achten darauf, dass sie genug trinken. Die wissen das ja alles, also wie es geht, sonst hätten sie den Beruf ja auch nicht ergriffen.

Vielen Dank für diese lieben Gedanken von Ihnen, das ist sehr freundlich. Aber leider muss ich Sie enttäuschen. Die meisten von uns haben einen medizinischen Beruf ergriffen, weil wir als Pfleger, Schwestern, Ärztinnen und Ärzte oder als Notfallsanitäterinnen und -sanitäter Menschen helfen wollen. Ich wage jetzt mal eine steile These. Wir haben den Beruf nicht unbedingt ergriffen, weil wir gesund leben wollen, auch wenn das mit dem guten Vorbild und so eine feine Sache ist. Ja, und wir wissen, wie gesund zu leben rein theoretisch geht, aber in der Praxis ist leider meistens die Umsetzung mangelhaft. Wie alle Berufstätigen, die einen bewegten Alltag haben, ernähren auch wir uns oft nicht besonders gut – schon allein deswegen, weil es meistens so wahnsinnig schnell gehen muss. Und das, obwohl wir alle gelernt haben und unseren Patienten auch immer wieder vorbeten, dass eine vernünftige Ernährungsweise eine der wichtigsten Schutzmaßnahmen ist, um gar nicht erst krank zu werden.

WAS HEISST EIGENTLICH
GESUNDE ERNÄHRUNG?

»Warum bekomme ausgerechnet ich was am Herz? Ich hab doch nie was gehabt«, sagt der 51-jährige Berliner Malermeister, der mit Herzinfarkt, Bluthochdruck und einem Prädiabetes – das ist die Vorstufe der Zuckerkrankheit – in der Notaufnahme gelandet ist und dem man in Kürze drei Stents an seinen zarten, aber leider sehr in Mitleidenschaft gezogenen Herzgefäßen setzen wird. Die Frage »Warum habe ich das jetzt?« stellen sich viele Menschen, wenn es sie erwischt hat, wenn eine plötzliche, unvorhersehbare Erkrankung ihnen auf meist ziemlich erschreckende Weise zeigt, dass ihr Leben endlich ist. Alles kann ganz schnell vorbei sein.

Manchmal kommen Erkrankungen natürlich tatsächlich aus heiterem Himmel, Unfälle sowieso. Aber viel öfter treten Beschwerden auf, weil man zwanzig, dreißig Jahre so gelebt hat, wie man eben gelebt hat. Man nennt das durch Lebensstil verursachte Erkrankungen: zu viel und das Falsche gegessen, zu viel geraucht, zu viel getrunken (Bierchen, Weinchen, Schnäpschen) und so weiter … Tatsächlich sind heute 80 Prozent aller Erkrankungen und auch 40 Prozent der Krebsfälle genau auf den Lebensstil zurückzuführen. Dazu gehören Volkskrankheiten wie Arthrose, Bluthochdruck, Gicht, Fettleber (es gibt auch eine nicht durch Alkohol verursachte Variante, an der sogar schon Kinder erkranken können), ein geschwächtes Immunsystem (weshalb man sich alle naselang Schnupfen, Husten, Heiserkeit einfängt), Magenprobleme, Niereninsuffizienz, Typ-2-Diabetes und Übergewicht. Moment mal, Übergewicht? Ja, Übergewicht gilt mittlerweile als eigenständiges Krankheitsbild und hat den Nachteil, dass es noch jede Menge kranke Freunde im Gefolge hat. Die Kumpels heißen zum Beispiel Bluthochdruck, Fettstoffwechselstörungen und erhöhte Blutzuckerwerte. Dabei ist die Ernährung die häufigste Ursache für all diese Beschwerden, und das noch vor Alkohol und Rauchen.

Dies ist nur eine kleine Auswahl an ernährungsbedingten Krankheiten und sie haben ziemlich gemeine Gemeinsamkeiten: Sie sind schwer zu behandeln, werden oft zu ständigen Begleitern (das heißt dann chronisch) und sind teilweise medizinisch nicht heilbar. Das heißt, es gibt zwar

Medikamente, doch die lindern höchstens Symptome, also die Beschwerden, bekämpfen aber nicht die Ursache. Da wird der Blutdruck oder das Cholesterin gesenkt, Schmerzen werden unterdrückt oder Entzündungen gehemmt, aber der Grund für die Symptome bleibt unangetastet. Auch Krankheiten, bei denen man es nicht vermuten würde, sind oft ernährungsbedingt oder stehen mit Ernährung in einem Zusammenhang – wie etwa das Chronische Erschöpfungssyndrom (CFS), Demenz oder Unfruchtbarkeit (PCO-Syndrom).

Bei einigen ernährungsbedingten Erkrankungen kann Ihr Arzt jedoch helfen. Zum Beispiel, wenn Sie bestimmte Lebensmittel nicht vertragen, wie etwa Eier, Gluten, Kuhmilcheiweiß, Nüsse, Fruchtzucker, Krusten- und Schalentiere. Die Liste kann man ewig weiterführen. Ich selbst vertrage keinen Sesam, somit ist es etwas mühsam, mit mir essen zu gehen. Ihr Arzt kann einen auf Sie zugeschnittenen Ernährungsplan ausarbeiten. Auch bei Nährstoffmängeln mit Krankmachpotenzial – wie beispielsweise Jodmangel bei Schilddrüsenbeschwerden oder Kalzium- und Vitamin-D-Mangel, die zu Knochenbrüchigkeit (Osteoporose) führen können – ist ein Arztbesuch richtig und hilfreich. Anhand Ihrer Blutwerte kann Ihr Arzt Ihnen eine Ernährungsweise empfehlen, in der bestimmte Lebensmittel öfter vorkommen sollen. Bei Jodmangel wäre das zum Beispiel jodiertes Speisesalz und ein regelmäßiger Verzehr von Seefisch und Meeresfrüchten, bei Kalzium- und Vitamin-D-Mangel eine tägliche Portion Quark für ordentlich Kalzium und obendrauf eine Vitamin-D-Tablette. In manchen Fällen kann ein Heilungsprozess auch nur mit einer speziellen Diät eingeleitet werden – hierzu wenden Sie sich bitte an einen Ernährungsmediziner, das ist ein speziell ausgebildeter Arzt, der sich damit wirklich auskennt.

Die gute Nachricht bei allen anderen ernährungsbedingten Krankheiten ist: In sehr vielen Fällen können Sie selbst für sich der beste Arzt sein und den Krankheitsverlauf über Ihre Ernährung positiv beeinflussen. Wie das geht, zeige ich Ihnen auf den folgenden Seiten.

Eine ausgewogene Ernährungsweise, die auf die Bedürfnisse Ihres Körpers zugeschnitten ist – das ist erstrebenswert. Das Schöne daran ist ja, dass Sie entscheiden, was auf Ihrem Teller landet, außer Sie sind minderjährig, verfügen noch über kein Taschengeld und müssen das essen, was auf den Tisch kommt. Wir erinnern uns... »Solange du deine Füße unter meinen Tisch setzt...« Wenn Sie jetzt sagen: Das ist viel zu stressig, zu teuer und ich kriege das in meinem Alltag nicht hin, dann wage ich mal die steile These: Das wird schon. Alles eine Sache des Wissens, also wie es geht, und dann eine Sache der Gewöhnung, also dass man es regelmäßig macht. Ab Seite 79 zeige ich Ihnen, wie Sie Ihre Ernährung stressfrei auf gesünder umstellen können.

Wichtig ist, dass Sie für sich das richtige Maß finden und dass Ihre Ernährung zu Ihrem Alter passt, zu Ihrem Energiebedarf und zu Ihrem Gesundheitszustand. Daher zeige ich Ihnen ein paar Tricks, wie Sie gesunde Lebensmittel ganz einfach am Aussehen erkennen können und sich so ernähren, dass es immer reicht und nicht zu viel wird. Rezepte gibt es natürlich auch. Ich habe Ihnen ein paar superschnelle Gesund-und-schmeckt-auch-noch-Rezepte zusammengestellt, die jeder kann – jeder, auch ich! Alles ohne Zusatzstoffe, versteht sich...

Vorher aber gibt es einige Basics, die Sie einfach wissen sollten. Wir werden uns ansehen, warum Kohlenhydrate aus frischen Pflanzen gut für uns sind und solche aus Weizen, Zuckerrüben und Co. (zusammen mit schlechten Fetten) Entzündungen im Körper fördern, warum wir jeden Tag Ballaststoffe essen sollten, warum Eiweiß nicht fehlen darf und welches die besten Eiweißquellen sind, warum Gemüse der Bringer für unsere Gesundheit ist und warum gesundes Fett nicht fett macht, sondern fit. Und warum selbst zu kochen schlauer ist, als Fertigessen zu kaufen. Mit einer sinnvoll zusammengestellten Ernährung – dazu muss man manchmal gar nicht so viel ändern – bleiben Sie länger gesund und geistig fit. Aber zuerst sehen wir uns mal an, warum wir essen, was wir essen.

Essen ist ein Grundbedürfnis des Menschen. Ich gebe zu, ich bin auch schon dem ein oder anderen Trend auf den Leim gegangen, es gab ja in den letzten Jahren unzählige »beste« Ernährungsweisen, von Steinzeiternährung über Clean Eating bis hin zu Vegan. Aber letztlich bin ich wieder da angekommen, wie ich es aus der Küche von meiner Oma kenne: Haferflocken zum Frühstück, wenn es mittags Fleisch gibt, dann als Beilage und nicht als Hauptteil auf dem Teller, und abends meist Gemüse, Käse oder ein Magerquark mit Früchten. Wenn Ihnen das den kalten Angstschweiß auf die Stirn treibt – Wie macht der das? Hasst er sich selbst? – können Sie beruhigt sein: Ich hatte einfach Glück, dass bei uns immer frisch gekocht wurde, und bin es seit Jahrzehnten so gewohnt. Ja, und auch bei mir gibt es mal Schokolade oder was Süßes, das ist aber die Ausnahme. Ins Gewicht fallen auch nicht die drei Feiertage über Weihnachten, an denen man mal so richtig zuschlägt, sondern die übrigen 362 Tage des Jahres, an denen wir aus Gewohnheit schlecht essen. Zeit also, einen Blick auf Ernährungsgewohnheiten zu werfen und darauf, wie sich das Nahrungsangebot und unser Essverhalten in den letzten 2000 Jahren geändert haben.

Ganz früher, also ganz, ganz früher (Antike: 500 v. Chr.–500 n. Chr.)

Wenn nicht gerade eine Hungersnot oder ein Krieg herrschte, dann gab es morgens, mittags und abends etwas zu essen.

Auf den Tisch kamen beispielsweise im alten Rom Getreide (Weizen und Gerste), Hülsenfrüchte (Acker- und Feldbohnen, Erbsen und Linsen). Die waren energiereich und konnten gut gelagert werden. An Gemüse gab es Mangold, Spinat, Möhren (allerdings noch nicht orangefarben und so einheitlich geformt wie heute), Lauch, Kohl, Radieschen, Rettich, Sellerie und Feldsalat sowie Oliven und Olivenöl. Sehr beliebt waren Zwiebeln und Knoblauch, beides ausgezeichnete Vitamin-C-Quellen. An tierischen Lebensmitteln standen Schwein, Rind, Huhn, Wild, Schaf und Taube sowie See- oder Süßwasserfisch zur Verfügung. Allerdings eher als

Luxusgut, was mit den eingeschränkten Lagermöglichkeiten zusammenhing, die Tiefkühltruhe wurde erst ein paar tausend Jahre später erfunden. Obst gab es je nach Saison und Region: Äpfel, Birnen, Pfirsiche, Marillen, Weintrauben, Süßkirschen, Beeren. Auch Kastanien, Walnüsse, Hagebutten und Pilze sammelte und aß man gerne. Was es noch nicht gab, waren Kartoffeln, Mais, Tomaten, Zucchini und Zuckerrüben, Tee, Kakao und Kaffee, nicht zu vergessen Putenfleisch. Die kamen vom amerikanischen Kontinent erst einige hundert Jahre später nach Europa.

Zu trinken gab es Ziegen- oder Schafsmilch, natürlich Wein (Lora) und Posca, ein erfrischender Sommerdrink mit Weinessig.

Als Snack zwischendurch gab es etwas auf die Hand bei den sogenannten Thermopolia (eine Art Gaststätten). Hier standen Erbsen, Bohnen, Linsen und Kichererbsen auf der Karte, dazu eine Portion frittierter Fisch und ein Gläschen heißes Wasser mit Wein.

AUF EINEN BLICK

◇ Mengenmäßig war Essen eher knapp, allein aufgrund der vielen Feldzüge und der notwendigen Versorgung der Heere.

◇ Es wurde nachhaltig gekocht. Nichts wurde weggeworfen, alles wurde bis auf das letzte Fitzelchen verwendet.

◇ Die Mahlzeiten waren ausgewogen, viele Ballaststoffe, viel pflanzliche Kost, wenig Zucker, wenig tierische Fette, siehe hierzu ab Seite 58.

◇ Das Essen war etwas eintönig. Zumindest für den Großteil der Bevölkerung gab es nicht richtig viel Abwechslung auf dem Speiseplan.

Spätmittelalter bis frühe Neuzeit (1250–1800 n. Chr.)

Im Spätmittelalter wurde morgens und abends (Morgen- und Nachtimbiss) gegessen, sofern etwas Essbares vorhanden war. Seit etwa dem 16. Jahrhundert setzte sich dann der bis heute übliche Dreierrhythmus aus Frühstück, Mittag- und Abendessen durch. Dies bedeutete in der Regel ein relativ karges Frühstück, ein reichhaltiges Mittagessen und ein Abendessen.

Ein ungezuckerter Brei aus Hafer und Wasser war wahrscheinlich das wichtigste Grundnahrungsmittel (quasi genau mein Frühstück). Grütze und Brot waren weitere bedeutende Lebensmittel. Die Getreidesorten unterschieden sich von Gebiet zu Gebiet: Emmer, Dinkel, Rispenhirse, Gerste, Weizen, Hafer und Roggen. Damals gab es eine weit größere Vielfalt an Getreidearten als heute. Dabei ging es wie so oft nicht gerecht zu: Die ärmeren Leute aßen eher dunkles Brot, für die Reicheren gab es auch helles Brot aus Weizen. Gemüse kam nicht so oft auf den Tisch, es gab Leinöl, Erbsen und die Ackerbohne, ein wichtiges Lebensmittel für die Bauern. Heute kennt man sie nur noch als Futtermittel für das Vieh auf dem Bauernhof, echt jetzt! Alles, was fett war, galt in einer Zeit, in der körperlich hart gearbeitet wurde, als äußerst wertvoll: Der Schmalztopf war der Schatz jedes Haushalts. Dazu gab es Frischkäse und manchmal Fleisch vom Schwein oder Rind, von der Ziege, vom Schaf, Huhn oder Pferd (ja, es fällt mir schwer, das zu schreiben) und vom Fisch. Da nur der Adel jagen durfte, hatten auch nur Angehörige dieses Standes Anrecht auf Wildfleisch.

An Gemüse gab es Kohl, Rüben, Erbsen, Linsen, Rettich, Lauch und Kürbis. Ende des 17. Jahrhunderts wurde dann (endlich) die Kartoffel eingeführt, die nach und nach eine zentrale Rolle bei der Lebensmittelversorgung einnahm. Obst und Früchte gab es saisonal vom Baum oder Strauch, Weintrauben wurden allerdings bevorzugt in Form von Wein konsumiert. Als Süßmittel hatte man Honig.

Zu trinken gab es Milch von der Ziege oder dem Schaf, aber auch Bier – ganz viel Bier –, Wein und Met (Honigwein). Ab Anfang des 17. Jahrhunderts gab es in höheren Kreisen auch Kakao, Tee und Kaffee.

In verkehrsgünstig gelegenen Städten wie etwa Konstanz gab es schon früh Exotisches wie Pfeffer, Zimt oder Ingwer sowie Reis, Datteln und Feigen. Da immer mehr Menschen aus anderen Ländern in die Städte des Mittelalters drängten, entwickelte sich die Esskultur weiter. So versorgten italienische Bäcker mit ihrem fahrbaren Ofen die Besucher des Konstanzer Konzils (1414–1418) mit Pizza. Kommt ihnen das bekannt vor? Der herrliche Duft einer frischen Pizza, wenn es abends mal wieder länger dauert …

AUF EINEN BLICK

◇ Essen war immer noch knapp, aber es wurde etwas besser, da man lernte, Lebensmittel haltbar zu machen, zum Beispiel durch Milchsäuregärung; so gab es auch Frischkäse oder Sauerkraut.

◇ Es wurde immer noch nachhaltig gekocht, nichts wurde verschwendet.

◇ Wer Krankheiten und Seuchen überlebte, ernährte sich gesünder als der moderne Mensch, mit reichlich Ballaststoffen, pflanzlichen Fetten, wenig Zucker, wenig tierischen Fetten; allerdings wurde es mit dem Alkoholkonsum gelegentlich übertrieben.

◇ Das Essen war eintönig mit einem Hang zu abwechslungsreich. Durch die Entdeckung von Nord- und Südamerika kamen neue Lebensmittel, zum Beispiel Tomaten, Paprikaschoten und Kartoffeln sowie zahlreiche Gewürze, nach Europa.

Neueste Geschichte, wir nähern uns dem Hier und Jetzt (ab 1900)

Dreimal täglich zu essen galt lange Zeit als gesellschaftliche Normalität. Seit wir rund um die Uhr und überall Essen kaufen können, isst man heute gerne auch mal drei- bis fünfmal täglich oder noch häufiger.

Das Ganze ging so richtig los mit dem massenweisen Einzug des Kühlschranks in die deutschen Privathaushalte in den 1950er-Jahren, seitdem haben sich unsere Ernährungsgewohnheiten entscheidend verändert. Vorher gab es allerdings auch schon ein paar Erfindungen, die unser Essverhalten bis heute prägen: Die im Zeitalter der Industrialisierung erfundenen Convenience-Produkte oder Fertiggerichte sollten ursprünglich mal die Ernährung für die Arbeiter in den Fabriken aufbessern. In vielen Familien hatte es lange Zeit nur Brotsuppe und Kartoffeln gegeben. Erbswurst, Liebigs Fleischextrakt, Fertigsuppen und die Maggi-Brühwürfel wurden dann aber auch vom neugierigen Bürgertum gekauft. Gleichzeitig konnte man nun in Konservendosen Obst, Gemüse und Fleisch über Jahre haltbar machen und das heute wieder angesagte Einwecken im Glas kam in Mode. Alles tolle Erfindungen, die den über Jahrhunderte herrschenden

Hunger in zahlreichen Familien erst einmal beendeten. Auch Fett wurde damals gehypt: Dank Eta-Tragol-Bonbons konnte man in den 1930er-Jahren »unschöne Knochenvorsprünge an Wangen und Schultern« verschwinden lassen. Gott, waren das Zeiten!

Und ein Nahrungsmittel gab es plötzlich satt: Zucker! Durch den wachsenden Welthandel und neue industrielle Herstellungsmethoden von Rübenzucker wurde das ehemalige Luxusgut zum Massenprodukt.

War es noch in den 1950er-Jahren üblich, jeden Tag bei der Gemüsefrau, beim Bäcker oder Metzger einkaufen zu gehen (die beliebteste Fleischsorte war damals durchwachsener und gepökelter Speck), hatte sich das gut ein Jahrzehnt später erledigt. Jetzt stand in jedem zweiten Haushalt ein Kühlschrank, kurz darauf folgte die Gefriertruhe. Jetzt konnte man auch leicht verderbliches Geflügel oder Hackfleisch aufbewahren, es reichte, zweimal in der Woche einkaufen zu gehen. Die Ladenbesitzer stellten sich um auf Vollsortimente und es gab Sonderangebote. Jetzt war es möglich, nach Lust und Laune einzukaufen, egal, ob man die Sachen anschließend sofort aß oder nicht. Der Speiseplan im Kühlschrankwunderland wurde dann auch üppiger und um kalte Platten, Buttercreme, Sahnetorten, Würstchen, exotisches Obst, Eier und Mayonnaise erweitert.

Gleichzeitig entdeckte die Industrie das Food-Design und begann unter anderem viele tausend künstliche Aromastoffe zu entwickeln. Wenn Sie mal vor Ort sind, kann ich Ihnen einen Besuch im Deutschen Zusatzstoffmuseum in Hamburg empfehlen, danach sehen Sie Ihr Essen mit ganz anderen Augen. Diese Zusatzstoffe machten es möglich, dass in einer Hühnersuppe kein Huhn mehr sein musste, um nach Huhn zu schmecken, oder dass im Erdbeerjoghurt der Geschmack nach Sommer und Sonne aus Sägespänen gewonnen wird statt aus Erdbeeren. Aus ursprünglich nützlichen Erfindungen für den Verbraucher wurden einseitig nützliche Erfindungen für die Industrie. Und der Wohlstandsbauch durfte wachsen. Also kamen Diäten groß in Mode, 1969 wurde die erste Brigitte-Diät vorgestellt.

◇ Alles da. Der verstärkte Handel, die neu entwickelten Produkte der Lebensmittelindustrie und amerikanische Einflüsse brachten eine ungeahnte Vielfalt auf deutsche Esstische: Fischstäbchen, Ravioli, Tütensuppen…

◇ In den 1950er-Jahren wurden Lebensmittel noch sehr wertgeschätzt, in den 1960er-Jahren begann mit dem Einzug des Kühlschranks und der Impulskäufe das Zeitalter der Lebensmittelverschwendung.

◇ Weniger Ballaststoffe, viel Zucker und tierische Fette plus ein erhöhter Alkoholkonsum – die Ernährung wurde ungesund.

Heute

Heute gibt es alles und das mindestens dreimal am Tag. Wir können kaufen, was wir wollen, essen, wozu wir lustig sind: Fertigsalatmischungen, frische Nudeln mit Sauce aus der Kühltheke, Eiweißbrot, Süßigkeiten aller Art, Gemüse und Obst aus aller Welt und ohne Ende Fleisch, das dank industrieller Massentierquälerei unfassbar günstig ist. Es gibt Produkte aus aller Welt von Tofu über Weinblätter bis hin zu Panda-Tee. Dazu Säfte, Limonaden, Cola, Smoothies, Trink-Obst oder Pflanzendrinks und abends die Flasche Bier oder das Glas Wein.

In Deutschland liegt der Pro-Kopf-Zuckerkonsum pro Jahr bei etwa 35 Kilogramm, das sind rund 95 Gramm pro Tag. 1874 waren es noch 6,2 Kilogramm jährlich. Der Deutsche trinkt 423 Dosen Limonade im Jahr, damit ist er mit jährlich 139,6 Litern Europameister, auch ohne Fußball. Das lässt die Bäuche weiter wachsen, vor allem bei Kindern und Jugendlichen. Angesichts der weltweit grassierenden Übergewichtsepidemie, die einen Rattenschwanz an schwer behandelbaren Erkrankungen nach sich zieht, empfiehlt die WHO, dass nur noch 5 Prozent des täglichen Kalorienbedarfs mit Zucker gedeckt werden sollen. Das entspricht 25 Gramm, etwa 1,5 Esslöffel Zucker. Wenn Sie nun denken, das gehe schon in Ordnung, weil Sie in Ihrem Kaffee oder Tee sowieso nicht mehr Zucker brauchen, dann werfen Sie mal einen genaueren Blick auf die Zutatenlisten industriell hergestellter Produkte. Zucker ist ein sehr günstiger

Rohstoff und wird in sehr vielen Produkten verwendet, einerseits um den Geschmack »aufzuwerten«, andererseits, damit man immer wieder Hunger bekommt und schön viel reinhaut …

Hinzu kommt im wahrsten Sinne des Wortes erschwerend: Nur in etwa jedem vierten Haushalt wird täglich frisch gekocht. Tatsächlich kennt die Generation, die jetzt aus Hotel Mama auszieht und in diesem Jahrzehnt ihren eigenen Haushalt gründet, regelmäßige Mahlzeiten immer weniger und viele haben auch nicht gelernt zu kochen. Das liegt gar nicht unbedingt daran, dass sie keine Lust dazu haben, meist fehlt es schlicht an der Zeit. Sind wir mal ganz ehrlich, das kennen wir sehr gut. Irgendwie passt es dazu auch, dass Kinder ihr Mittagessen meistens in der Kita oder in der Schule bekommen. Abends gibt's dann ein aufgewärmtes Fertiggericht. Das Blöde daran: Wer nicht selbst kocht, weiß in aller Regel auch nicht, was in seinem Essen drin ist, außer er liest gerne die Zutatenlisten auf den Verpackungen. So verliert man aber auch die Kontrolle über seinen Ernährungsstil, denn wie soll ich dann wissen, was »eiweißreich« oder »kohlenhydratarm«, aber reich an pflanzlichen Fetten heißt? Und hierzu passt wiederum, dass so viele Leute gerne zwischendurch essen. Überblick über die aufgenommene Energiemenge? Vermutlich null. Gibt ja keine Kalorienangabe beim Döner oder beim belegten Croissant mit Latte Macchiato vom Bäcker um die Ecke.

AUF EINEN BLICK

◇ Wir leben im Überfluss und haben eher zu viele Nahrungsmittel zur Verfügung. Leider leidet die Umwelt massiv unter unserem Essverhalten, nicht zu vergessen der dadurch entstehende Verpackungsmüll.

◇ Zwar steigt aktuell das Bewusstsein für Nachhaltigkeit, aber es wird immer noch sehr viel verschwendet. Wir schmeißen zu viele Lebensmittel weg!

◇ Die meisten von uns könnten sich mit den zur Verfügung stehenden Lebensmitteln topgesund ernähren. Leider ist das Gegenteil der Fall, oft ist die Ernährung zu zuckerreich oder es wird einfach zu viel Fleisch und Wurst gegessen.

WAS EINFACH DRIN SEIN MUSS

An der Ernährung beziehungsweise daran, was nun wirklich das Richtige auf dem Teller und im Glas ist, scheiden sich die Geister, und zwar immer wieder. Das ist völlig in Ordnung, immerhin sprechen wir so darüber, was gesund ist und was nicht. Das Thema ist extrem lebensnah und was unsere Gesundheit anbelangt auch lebenswichtig. Doch alle Jahre wieder werden uns neue Ernährungstrends präsentiert, knapp gefolgt von der einen noch nie dagewesenen Diät, die es jetzt aber richtig bringen soll. Und dann suchen wir Antworten auf Fragen, welche Lebensmittel uns besonders guttun und welche eher nicht. Ist es toll für meine Darmgesundheit, wenn ich jeden Morgen Chiasamen in mein Müsli rühre? Schütze ich mich vor Herzinfarkt, wenn ich jeden Tag 100 Gramm Mandeln und einen halben Teelöffel Sonnenblumenkerne esse? Wie viel Butter darf ich täglich aufs Brot schmieren? Sind meine zwei Gläser Rotwein am Abend jetzt gut fürs Herz oder bekomme ich davon Alzheimer?

Ernährungswissenschaftler bemühen sich seit Jahren, hier Licht ins Dunkel zu bringen und saisonale Hypes von Grünkohl bis zur Acai-Beere auf den Boden der Realität zu bringen. Denn es kommt niemals auf die Ergebnisse einzelner Studien an, so aufsehenerregend die auch sein mögen, sondern immer auf den gesamten Forschungsstand. Nur Wissenschaftler können richtig einordnen, ob eine Studie »gut« ist oder störanfällig oder gar verzerrt. Schließlich gibt es Untersuchungen zu ein und derselben Fragestellung, deren Ergebnisse stark voneinander abweichen. Das alles muss immer im Gesamtzusammenhang gesehen werden. Konkrete Aussagen, dass ein ganz bestimmtes Produkt gut sei für die Knochen oder das Gehirn, sind ebenfalls mit Vorsicht zu genießen. Vielleicht will ein Hersteller mit der Aussage »durch Studien belegt« nur bewirken, dass sein Produkt in Ihrem Einkaufswagen landet. Hierzu ein kleiner Hinweis für alle, die gerne selbst im Internet recherchieren: Informationen aus dem WWW zu einer Gesundheitsfrage können einen Arzt nicht ersetzen. Vielleicht irgendwann einmal, bisher aber leider nicht.

Wenn wir gesund bleiben wollen, müssen wir auf alle Fälle jeden Tag etwas Gutes essen. Damit leben wir nicht nur gesünder, sondern auch schöner. Wenn Sie das dann noch toppen mit mehr Aktivität im Alltag oder einer Lieblingssportart, dann dürften Sie gesundheitlich auf der sicheren Seite sein. Meine Empfehlung: Bestücken Sie Ihr Vorratsregal und Ihren Kühlschrank mit echten Lebensmitteln. Was Sie wirklich brauchen, sind gute Produkte, Ernährungswissen und ein paar Kochtechniken. Aber noch einmal von vorne. Was brauchen wir wirklich auf dem Teller?

Unsere Nahrung enthält im besten Fall – wenn sie frisch ist, nicht schadstoffbelastet und aus artgerechter Tierhaltung stammt – zahlreiche wichtige Nährstoffe, die der Körper dringend benötigt, um leben zu können und leistungsfähig zu bleiben. Diese Nahrungsinhaltsstoffe versorgen alle Körperstrukturen wie Muskeln, Gewebe und Organe mit dem, was sie brauchen, und sorgen dafür, dass verschiedenste Prozesse ablaufen können. Bestimmte Stoffe gelten dabei sogar als essenziell, also lebensnotwendig. Sie sind in der Nahrung so wichtig, da der Körper sie nicht selbst bilden kann. Dazu gehören bestimmte Vitamine, Fettsäuren und Aminosäuren (Eiweißbausteine).

In Ihrem Körper finden rund um die Uhr Auf-, Ab- und Umbauprozesse statt. Er ist eine einzige Baustelle und läuft trotzdem wie ein gut eingestellter Motor. Für alle Vorgänge, das Zellwachstum, den Erhalt der Körpertemperatur, die Atmung, den Herzschlag oder die Muskeltätigkeit, braucht der Körper Energie. Die bekommt er aus den Nährstoffen Kohlenhydrate, Fette, Eiweiß.

Ist eine Mahlzeit »optimal« oder ausgewogen zusammengestellt, so versorgt sie Ihren Körper mit allen Nährstoffen in der richtigen Menge. Wenn Sie ihm hingegen auf Dauer mehr Energie mit der Nahrung zuführen, als er verbraucht, nehmen Sie zu. Das ist häufig der Fall bei einer sehr kohlenhydrat- und fetthaltigen Ernährungsweise. Eine unausgewogene Ernährung, die häufig auch nicht besonders vitalstofffreich ist, kann sogar zu Mangelerscheinungen führen, selbst wenn sie potenziell dick macht. Also doppelt schlecht: Sie nehmen zu, weil zu viele Kalorien, haben aber einen Mangel, da Sie zu wenig von dem Richtigen essen. Daher ist es wichtig, mit der Nahrung immer ausreichend Vitamine, Mineralstoffe und Spurenelemente aufzunehmen. Auf den folgenden Seiten schauen wir uns die verschiedenen Nährstoffe genauer an.

KOHLENHYDRATE

Kohlenhydrate kennt man landläufig als Zucker. Wenn Sie die Zutatenlisten auf Fertiglebensmitteln studieren und es taucht ein Begriff mit der Endung »-ose« auf, dann haben Sie es immer mit Zucker zu tun. Je weiter vorne auf der Liste der Begriff steht, desto mehr davon ist drin.

Kohlenhydrate sind nach den Fetten die zweitwichtigsten Energielieferanten. Wenn Nudeln, Kartoffeln, Brot oder Reis auf dem Teller liegen, nimmt Ihr Körper sogar lieber diese Kohlenhydrate als Energiequelle, weil sie schneller und mit weniger Aufwand zur Verfügung stehen. Ihr Energiegehalt liegt bei 4,1 Kilokalorien (kcal) pro Gramm (nur damit Sie es mal gehört haben). Kohlenhydrate sind so etwas wie der Supertreibstoff im menschlichen Stoffwechsel. Insbesondere unser Gehirn sowie die roten Blutkörperchen (Erythrozyten) sind auf Zucker angewiesen. Auch die Muskeln verbrennen als Erstes den Zucker aus Kohlenhydraten (zum Beispiel aus Obst oder Süßem, aber auch aus stärkereichen Lebensmitteln wie Brot, Gebäck, Kartoffeln oder Nudeln). Wenn wir unterzuckert sind, also der Blutzucker am Boden ist, fühlt sich das nicht so gut an. Wir werden müde, lustlos, sind erschöpft und gereizt, können uns nicht mehr konzentrieren, unsere Leistungsfähigkeit lässt nach. Oft entsteht dann ein Heißhunger auf Süßes. Isst man etwas, steigt der Blutzuckerspiegel wieder an und durch diesen Reiz wird die Bauchspeicheldrüse angeregt, Insulin auszuschütten. Das Hormon soll den Blutzuckerspiegel wieder normalisieren, indem es dabei hilft, die Nährstoffe in die Zellen zu schleusen. Isst man nun aber häufig süße Lebensmittel oder solche mit versteckten Zuckern, dann schüttet der Körper sehr viel Insulin aus, der Blutzuckerspiegel wird schnell abgebaut und genauso schnell kommt der kleine Hunger – auf was wohl? Ja, auf Süßes.

Kohlenhydrate zählen nicht zu den lebenswichtigen, also essenziellen Nährstoffen, denn der Körper kann Glukose auch selbst in ausreichendem Maße herstellen. Allerdings läuft die Energiegewinnung aus Eiweiß oder Fett langsamer ab und ist bei körperlichem Einsatz – also bei jeder Art von Bewegung – weniger effizient. Es gibt dennoch keinen Grund, regelmäßig und in größeren Mengen Kohlenhydrate zu verzehren.

Trotzdem stellen Kohlenhydrate weltweit die wichtigste Nahrungsquelle für Mensch und Tier dar. Das hat einen einfachen Grund. Es sind die Nahrungskalorien, die am billigsten produziert werden können. Je weniger Geld Menschen zur Verfügung haben, desto mehr stärkereiche und dabei ballaststoffarme Getreideprodukte, wie Brot, Backwaren, Reis und Nudeln, landen täglich auf den Tellern. Und der kleine Hunger wird am einfachsten mit etwas Süßem befriedigt, in fester Form als Snack oder flüssig als Erfrischungsgetränk.

Verschiedene Arten von Kohlenhydraten

Um zu verstehen, welche Zucker gesundheitlich riskant sind, weil sie Hungermacher sind und auf diese Weise dick machen, gebe ich Ihnen hier einen Überblick über die verschiedenen Arten von Kohlenhydraten. Sie werden nach der Anzahl ihrer Zuckerbausteine unterteilt.

Einfachzucker (Monosaccharide): Sie bestehen aus einem Zuckermolekül. Zu ihnen zählen: Traubenzucker (Glukose), Fruchtzucker (Fruktose) sowie Schleimzucker aus der Milch (Galaktose). Im Gegensatz zu Glukose lassen Fruktose, die immerhin doppelt so süß schmeckt wie Glukose, und Galaktose den Blutzuckerspiegel kaum ansteigen.

Zweifachzucker (Disaccharide): Die Zweifachzucker bestehen aus zwei Einfachzuckermolekülen. Zu ihnen gehören: Milchzucker (Laktose – ist für viele Menschen schwer verträglich), Malzzucker (Maltose, beispielsweise in Bier), Rohr- oder Rübenzucker (Saccharose). Saccharose wird vor allem als Kristallzucker verwendet, mit dem man zum Beispiel Kuchen backt, und lässt den Blutzuckerspiegel weniger stark ansteigen als eine vergleichbare Menge Stärke aus Salzkartoffeln oder Weißbrot (siehe unten).

Mehrfachzucker (Oligosaccharide): Maltodextrin, Stachyose und Verbascose bestehen aus bis zu zwölf Einfachzuckermolekülen. Sie stecken vor allem in Hülsenfrüchten wie Erbsen und Bohnen oder als Abbauprodukt in Backwaren.

Vielfachzucker (Polysaccharide): Sie bestehen aus mehr als zwölf Einfachzuckermolekülen. Ein bekannter Vielfachzucker ist Stärke aus pflanzlichen Lebensmitteln wie Weizen, Roggen und daraus hergestellten Produkten, zum Beispiel Brot, Nudeln und Getreideflocken. Viel Stärke steckt auch in Kartoffeln. Normalerweise lässt Stärke den Blutzucker noch schneller ansteigen als Haushaltszucker. Es hängt jedoch davon ab, wie sie in ein Lebensmittel eingebunden ist. Beispielsweise enthalten Vollkornprodukte Ballaststoffe, die die Zuckeraufnahme verlangsamen. Und auch die Zubereitungsart beeinflusst, wie schnell Stärke ins Blut übergeht: Je mehr verarbeitet ein stärkehaltiges Lebensmittel ist (beispielsweise in Fertiglebensmitteln), desto schneller wird es verdaut.

Inulin aus Topinambur, Artischocken, Schwarzwurzeln und Pastinaken ist ebenfalls ein Vielfachzucker. Allerdings besteht Inulin aus Fruktosemolekülen. Dieser Zucker kann nicht verdaut werden, gelangt also nicht ins Blut und wird stattdessen im Darm in wertvolle Fettsäuren umgebaut.

GUT VERSTECKT!

Zucker kommt nicht nur in Gummibärchen, Schokoaufstrich, Limo und Cola vor. In vielen Fertiglebensmitteln steckt Zucker. Zum Beispiel in:

◇ Fruchtjoghurt. Im Grunde verdienen diese Produkte den Namen gar nicht, da Früchte oft nur in Spuren enthalten sind, aber das ist ein anderes Thema. In einem Becher (150 Gramm) stecken sechs Stück Würfelzucker. So viel wie in der gleichen Menge Cola. Meine Tante hat sich immer gewundert, warum sie nicht abnimmt, obwohl sie doch so viel »gesunden« Joghurt isst.

◇ Gurken. Eigentlich kauft man sie ja wegen ihres säuerlichen Geschmacks. Aber: In Gewürzgurken stecken bisweilen 12 Gramm Zucker pro Glas.

◇ Heringssalat. In einer Portion (200 Gramm) stecken 16 Gramm Zucker. Das sind immerhin fünf Würfel.

◇ Ketchup. Was soll ich sagen? 68 Gramm Zucker pro 300 Gramm, also süßer als Cola.

◇ Cornflakes (gezuckert). Pro 30-Gramm-Portion kommen vier Stück Zucker auf den Teller.

◇ Müsliriegel. Der gesunde Snack für zwischendurch enthält drei Stück Würfelzucker.

◇ Dosen-Ananas. Die kleine Dose (570 Gramm) hat es mit insgesamt 88 Gramm – also 30 Würfeln – Zucker in sich.

◇ Apfelsaft. Auch der hat es in sich. Ein Liter Apfelsaft enthält 120 Gramm Zucker, das sind 40 Stück Würfelzucker.

◇ Leberwurst. Ein 250-Gramm-Stück Leberwurst enthält immerhin drei Stückchen Zucker.

Die Liste lässt sich endlos erweitern, zum Beispiel um Kinderlebensmittel, Fertigpizza, Pasta und so fort. Und wir züchten unser Obst immer süßer, so sehr, dass in einigen Zoos die Tiere (vorneweg die Affen) kein Obst mehr bekommen dürfen! Es ist einfach zu gesundheitsschädlich.

BALLASTSTOFFE

Chemisch gesehen handelt es sich bei einigen Ballaststoffen ebenfalls um Vielfachzucker. Andere bestehen aus unverdaulichen Kohlenhydraten oder holzähnlichen Verbindungen. Ein Teil der Ballaststoffe wird durch Darmbakterien abgebaut. Außerdem regen sie die Darmbewegung an, schützen vor Herz-Kreislauf-Erkrankungen und Diabetes und senken den Cholesterinspiegel. Nicht zuletzt sind sie gute Sattmacher, da sie den Magen gut füllen und hier auch länger verweilen als kurzkettige Kohlenhydrate. Da Ballaststoffe zudem Stärkemoleküle aus der Nahrung einschließen, sodass sie langsamer abgebaut werden, steigt der Blutzuckerspiegel nach ihrem Verzehr nur langsam an und der Körper setzt weniger Insulin frei. Und das verhindert bekanntermaßen Heißhungerattacken.

Unterschieden wird zwischen löslichen und unlöslichen Ballaststoffen. Lösliche, wie Pektine, Carrageen und Agar-Agar, stecken vor allem in Gemüse und Obst, aber auch in Getreide, wie etwa Weizen. Die löslichen Ballaststoffe binden Gallensäuren (die zu 80 Prozent aus Cholesterin bestehen) sowie andere Stoffwechselprodukte und sorgen für deren Ausscheidung. Unlösliche Ballaststoffe wie Lignin, Zellulose und Hemizellulose stecken in den Randschichten von Getreidekörnern, also in Vollkorngetreide und Vollkornprodukten.

Gute Ballaststoffquellen sind: Gemüse, Beeren, nicht überzuckerte Früchte, Pilze, Hülsenfrüchte, Haferflocken, Nüsse und Vollkornprodukte. Insbesondere nach dem Verzehr von isolierten ballaststoffreichen Nahrungsmitteln wie Weizenkleie oder Flohsamen sollten Sie viel trinken, denn Ballaststoffe quellen im Darm und binden viel Flüssigkeit. Gemüse und Obst enthalten bereits relativ viel Wasser und sind dahingehend unproblematisch. Ich sag nur: Haferflocken zum Frühstück!

30 Gramm Ballaststoffe am Tag sollten Sie laut Deutscher Gesellschaft für Ernährung zu sich nehmen. Die bekommen Sie ganz leicht zusammen:

◇ 3 Scheiben Vollkornbrot (150 Gramm): 12,2 Gramm Ballaststoffe
◇ 2 bis 3 Kartoffeln (250 Gramm): 3,0 Gramm Ballaststoffe
◇ 1 Portion Brokkoli (150 Gramm): 4,5 Gramm Ballaststoffe
◇ 1 Portion Paprikaschoten (150 Gramm): 5,4 Gramm Ballaststoffe
◇ 1 Apfel (125 Gramm): 2,5 Gramm Ballaststoffe
◇ 1 Portion Beeren (125 Gramm): 2,5 Gramm Ballaststoffe

FETTE

Wie kam es eigentlich zu dem Irrtum, dass eine gesunde, schlank machende Ernährung fettarm sein sollte? Fakt ist, dass Fett mit neun Kilokalorien pro Gramm mehr als doppelt so viel Energie liefert wie Kohlenhydrate und Eiweiß mit jeweils vier Kilokalorien pro Gramm. Da schien es die logische Schlussfolgerung zu sein: Fett macht fett. Wissenschaft und Industrie schossen sich auf diese Überzeugung ein, fettarme Ernährung wurde zum Trend und die Nahrungsmittelindustrie begann munter Produkte in Low-Fat- beziehungsweise Light-Varianten zu produzieren. Ein Dilemma für die braven Fettsparer, die trotzdem oder gerade deswegen immer dicker wurden, denn statt Fett wurden den Produkten ordentlich Kohlenhydrate zugesetzt.

In den letzten Jahren zeigten zahlreiche große Studien, dass fettreduzierte, kohlenhydratbetonte Diäten relativ sinnlos sind. Denn bei einer stark kohlenhydratreichen Ernährung wird der Körper durch das ständige Auf und Ab von Insulin im Blut dazu angeregt, mehr zu essen und mehr Fett zu speichern. Low Fat ist also out, aber sowas von!

Fette dienen dem Körper als Energieträger und als Bauteile im Zellstoffwechsel. Bestimmte Vitamine sind fettlöslich und essenzielle Fettsäuren sind Voraussetzung für die Produktion zahlreicher Hormone. Nicht zuletzt ist Fett der Geschmacksträger schlechthin, denn alle Aromen sind fettlöslich: Erst in Kombination mit Öl entfalten fettfreie Lebensmittel wie zum Beispiel Gemüse, Gewürze oder Kräuter ihren vollen Geschmack, sodass man ihn überhaupt richtig wahrnehmen kann. Auch bei der Regulation des Blutzuckerspiegels spielen Fette eine wichtige Rolle.

Sobald Sie Kohlenhydrate mit Fetten oder Ölen essen, zum Beispiel etwas Baguette mit Olivenöl oder Nudeln mit Pesto, steigt der Blutzucker langsamer an. Denn die Speise liegt länger im Magen und die Kohlenhydrate werden später und langsamer gespalten, da der Körper zugleich auch das Fett verdauen muss. Um gesund zu bleiben und genussvoll zu essen, ist Fett lebensnotwendig und gehört jeden Tag auf den Teller!

Es ist übrigens wissenschaftlich erwiesen, dass die gefürchteten Blutfette sinken, wenn man einen Teil der Kohlenhydrate in der Nahrung durch, jetzt kommt's, Fett ersetzt. Und zwar durch einfach ungesättigte wie auch durch mehrfach ungesättigte Omega-3-Fettsäuren. Während der Gesamtcholesterinspiegel, die Konzentration von »schlechtem« LDL-Cholesterin und die Triglyzeride abnehmen, steigt das herzschützende »gute« HDL-Cholesterin an. Insgesamt kann eine fettreiche Kost auf diese Weise das Herz-Kreislauf-Risiko deutlich senken! Problematisch wird eine hohe Fettzufuhr erst dann, wenn gleichzeitig auch viele Kohlenhydrate verzehrt werden. Reduziert man Letztere, entwickeln sich ganz andere und vor allem vorteilhafte Stoffwechselverhältnisse.

Grundsätzlich sollten Sie täglich nicht mehr als 25 bis 45 Gramm Fett zu sich nehmen, einschließlich der sogenannten versteckten Fette in Wurst oder Käse.

Bei den Fettsäuren handelt es sich um organische Verbindungen (Kohlenwasserstoffverbindungen) – entweder in kurz- oder langkettiger Form. Zudem verfügen die verschiedenen Fettsäuren über unterschiedlich viele Doppelbindungen.

Gesättigte Fettsäuren sind die einfachste Form der Fettsäuren. Sie lassen neben dem »schlechten« LDL-Cholesterin allerdings auch das »gute« HDL-Cholesterin ansteigen, sodass sich das Verhältnis nicht ändert. Gesättigte Fettsäuren stecken in allen tierischen und pflanzlichen Fetten – vermehrt in Butter, Käse, Sahne, Schweine- oder Gänseschmalz, Fleisch und Wurst. Am meisten gesättigte Fettsäuren überhaupt finden sich in Kokos- und Palmkernfett. Butter ist das einzige tierischen Fett, das zu mehr als 50 Prozent aus gesättigten Fettsäuren besteht. Allerdings hauptsächlich aus kurzen Fettsäuren, die keinen Einfluss auf den Cholesterinspiegel haben.

Ungesättigte Fettsäuren werden in einfach und mehrfach ungesättigte Fettsäuren unterschieden. Einige sind für uns essenziell, da sie nicht aus anderen Fettsäuren gebildet werden können. Das gilt beispielsweise für die Linolsäure und die Alpha-Linolensäure.

Einfach ungesättigte Fettsäuren sind nicht essenziell. Sie können die Cholesterinwerte verbessern und die Gefäße schützen. Ölsäure ist eine einfach ungesättigte Fettsäure aus qualitativ hochwertigem Olivenöl oder Rapsöl. Gute Quellen sind auch Nüsse und Samen sowie Avocados.

Mehrfach ungesättigte Fettsäuren sind die Vorstufe von Hormonen, die bei der Regulation vieler Stoffwechselprozesse, der Zellteilung, bei Entzündungsreaktionen und bei der Blutgerinnung beteiligt sind. Sie sind schon in minimalen Konzentrationen hoch aktiv. Zu ihnen gehören die Omega-6- und Omega-3-Fettsäuren. Beide wirken völlig unterschiedlich, obwohl sie sehr ähnlich sind, und beide sind gleich wichtig. Das optimale Verhältnis von Omega-6- zu Omega-3-Fettsäuren liegt bei 2:1 bis 3:1. Pflanzenöle (wie etwa Lein-, Soja-, Raps-, Hanf- und Walnussöl), grüne Blattsalate, Gemüse (vor allem Spinat, Mangold oder Portulak), Kräuter,

Sprossen, Nüsse und Samen liefern essenzielle Omega-3-Fettsäuren (Alpha-Linolensäure, kurz: ALA). Fisch und Fleisch aus artgerechter Haltung sind noch bessere Quellen. Dabei ist die beste Option »wild« – sei es bei Land- oder bei Meerestieren. Bei Fischen sind insbesondere Lachs, Hering, Thunfisch, Makrele und andere fette Seefische empfehlenswert. Fischölkapseln sind eine gute Alternative für alle, die keinen Fisch mögen oder die ihn nicht vertragen. Verzichten Sie weitgehend auf pflanzliche Fette mit hohem Anteil an Linolsäure, wie etwa Sonnenblumen-, Maiskeim-, Weizenkeim-, Distel- oder Traubenkernöl und daraus hergestellte Margarinesorten.

Streichfette und Öle

Bei den Streichfetten können Sie zu Süßrahm- oder Sauerrahmbutter greifen, ganz nach Geschmack. Ihr Milchfett enthält alle Arten von natürlichen Fettsäuren. Im Schnitt liefert sie zwischen 50 und 60 Prozent leicht verdauliche mittel- und kurzkettige Fettsäuren sowie rund 25 Prozent einfach ungesättigte Fettsäuren und die fettlöslichen Vitamine A, D und E.

Margarine ist ein Kunstprodukt, welches erst durch chemische Verfahren verzehr- und streichfähig gemacht wird – unter Zusatz von Stabilisatoren, Emulgatoren und teilweise künstlichen Vitaminen.

Das Angebot an hochwertigen Pflanzenölen ist in gut sortierten Supermärkten sehr vielfältig. Aufgrund ihrer Fettsäurenzusammensetzung, ihres Gesundheitswerts und ihres Aromas sind Rapsöl und Olivenöl wunderbar zum sanften Anbraten, zum Marinieren oder Verfeinern und sollten in keiner Küche fehlen. Olivenöle mit der Deklaration »nativ« oder »nativ extra« sind besonders hochwertig, sollten allerdings nicht zum starken Anbraten oder Hocherhitzen verwendet werden, da sie dann verbrennen. Sie sind ideal für Marinaden oder Salatsaucen.

Raps- und Hanföl liefern mehrfach ungesättigte Omega-6- und Omega-3-Fettsäuren. Natives Hanföl besteht zu rund 80 Prozent aus den essenziellen Fettsäuren Linolsäure und Alpha-Linolensäure, die in einem idealen Verhältnis von 2:1 bis 3:1 vorliegen. Walnussöl und Leinöl sind reich an Omega-3-Fettsäuren und verfügen über sehr intensive Aromen, weshalb man sie eher sparsam einsetzt. Auch Kürbiskern- oder Sesamöl setzen geschmackliche Akzente. Außer dem hellen Sesamöl sind diese Öle nur für die kalte Küche geeignet.

Transfettsäuren

Stark verarbeitete Lebensmittel, in denen sich ungesunde Transfettsäuren verstecken, sollten Sie meiden. Diese Fette stecken in Backwaren, Süßwaren, Frittiertem, Tiefkühlkost, Margarine und Snacks. Sie sind nicht deklariert, doch auf der Zutatenliste erkennen Sie sie an dem Hinweis auf »gehärtete«, »hydrogenierte« oder »teilgehärtete« Fette. Transfettsäuren aus der industrialisierten Fetthärtung sind also Kunstfette – der menschliche Körper kann sie nicht selbst bilden – und ausgesprochen ungesund. Sie erhöhen erheblich das Risiko für Herzerkrankungen und Diabetes, senken das gesunde HDL-Cholesterin im Blut und treiben die schädliche LDL-Konzentration in die Höhe.

EIWEISS

Zwar liefert jedes Gramm Eiweiß aus Fleisch, Fisch, Eiern, Soja- und Milchprodukten genauso viele Kalorien wie Kohlenhydrate. Um es umzubauen, muss der Körper allerdings viel mehr Einsatz bringen als bei Kohlenhydraten. Dabei wird ein Teil der aufgenommenen Kalorien gleich wieder verbraucht. Daher ist Eiweiß ein echter Abnehmhelfer: Wenn Sie regelmäßig hochwertiges Protein essen, hilft das beim Kaloriensparen. Der Spar-Effekt kann je nach Körpermasse bis zu 100 oder gar 200 Kalorien pro Tag betragen. So lassen sich über den Daumen gepeilt in einem halben Jahr zwei bis vier Kilogramm Fett einschmelzen. Woran liegt das? Beim Ab- und Umbau von Eiweiß aus der Nahrung erwärmt sich der Körper. Die Wärme wird an die Umwelt abgegeben und taucht in der Kalorienbilanz nicht auf. Und: Ausreichend Eiweiß in der Nahrung trägt dazu bei – neben regelmäßiger Bewegung –, dass beim Abnehmen die Muskulatur erhalten bleibt. Das ist wichtig, denn die Muskeln sind die wichtigsten Verbündeten beim Abnehmen. Jedes Pfund Muskulatur verbraucht rund um die Uhr zusätzliche Energie, selbst in Ruhe, und vor allem ein Vielfaches mehr als jedes Pfund Fett am Körper.

Zudem besteht der menschliche Körper zu 15 bis 20 Prozent aus Eiweiß, das ständigen Ab- und Aufbauprozessen unterworfen ist. Denn Eiweiß ist nicht nur der Grundbaustoff für alle gesunde Zellen, sondern wird vor allem bei starken körperlichen wie auch geistig-seelischen Belastungen verbraucht.

Dabei hat es ähnlich wie die Fette diverse Sonderaufgaben: die Herstellung von verdauungsanregenden Enzymen, Hormonen (zum Beispiel Glukagon und Insulin), Antikörpern für das Immunsystem, Blutkörperchen, Faktoren für die Blutgerinnung sowie Zellen, Muskeln, Haut und Haaren. Aus all diesen Gründen sollten Sie regelmäßig Eiweiß zu sich nehmen, denn der Körper kann kaum Eiweiß speichern.

Es gibt 20 Aminosäuren, also Eiweißbausteine. Mehr als die Hälfte davon sind lebensnotwendig. Die elf essenziellen heißen: Leucin, Isoleucin, Lysin, Methionin, Phenylalanin, Threonin, Tryptophan, Tyrosin, Valin, Arginin, Histidin. Die nicht essenziellen Aminosäuren kann der menschliche Körper bei Bedarf selbst herstellen.

Das Eiweiß aus tierischen Lebensmitteln wie Fleisch, Fisch, Milch und Milchprodukten besitzt eine hohe biologische Wertigkeit, da es in seiner Struktur dem menschlichen Eiweiß sehr ähnelt. Aber auch pflanzliche Eiweißquellen wie Hülsenfrüchte (Erbsen, Bohnen, Linsen, Kichererbsen, Sojaprodukte, Lupinen) und Getreide liefern essenzielle Aminosäuren. Empfehlenswert ist eine gute Kombination aus tierischen und pflanzlichen Eiweißen.

Die besten Eiweißquellen

Neben *Vollkorngetreide* sind *Hülsenfrüchte* hervorragende Eiweißquellen, in denen darüber hinaus noch wertvolle Ballaststoffe, Vitamine, Mineralstoffe und Spurenelemente stecken. Die Zubereitungsmöglichkeiten für Kichererbsen, Linsen, Bohnen und Co. sind äußerst vielseitig, probieren Sie es mal aus!

Eine Hand voll *Nüsse* (etwa 30 Gramm) pro Tag ist eine feine Ergänzung vieler Gerichte und ein Knabbergenuss, von dem der ganze Körper, die grauen Zellen und das Herz profitieren. Wählen Sie immer mal eine andere Sorte, zum Beispiel Haselnüsse, Walnüsse, Erdnüsse, Mandeln oder Cashewkerne, Pekan- oder Paranüsse. Nüsse sind der ideale Snack für den kleinen Hunger zwischendurch.

Achten Sie beim Kauf von *Fleisch und Fisch* auf eine gute Qualität, die durch eine artgerechte Haltung oder Wildfang erzielt wird. Am besten kaufen Sie Geflügel und Fleisch beim Metzger Ihres Vertrauens, den Sie auch fragen können, woher die Tiere stammen und wie sie aufgezogen wurden. Beim Fischkauf hilft zum Beispiel das vom World Wildlife Fund (WWF) empfohlene Umweltsiegel des Marine Stewardship Council (MSC). Neben dem leicht verdaulichen Eiweiß liefern Salzwasserfische im Gegensatz zu Süßwasserfischen auch Jod, das den Stoffwechsel fördert. Zusätzlich reich an gesunden Omega-3-Fettsäuren sind Makrele, Lachs, Hering oder Thunfisch.

Bevorzugen Sie *Milch und Milchprodukte* mit natürlichem Fettgehalt. Diese schmecken und sättigen besser und sind nährstoffreicher als fettarme Sorten. Besonders empfehlenswert – auch für eine gesunde Darmflora – sind *fermentierte Milchprodukte*: Sauermilchprodukte wie Joghurt, Kefir, Butter- oder Sauermilch regen den Stoffwechsel und das Immunsystem an. Wenn Sie an einer Milchzuckerunverträglichkeit leiden, bekommen Sie inzwischen überall laktosefreie Milchprodukte. Auch Pflanzendrinks, wie Kokos-, Soja-, oder Mandeldrink, sind eine Option.

Eier sind eine unschätzbare Quelle, um den Eiweißbedarf zu decken, und extrem vielseitig in der Zubereitung. Allerdings gleicht nicht jedes Ei dem anderen. Die Farbe spielt keine Rolle: Ob braun oder weiß macht geschmacklich keinen Unterschied und ist erblich bedingt. Doch werfen Sie immer einen Blick auf den Stempel, den mittlerweile jedes in der EU verkaufte Ei tragen muss. Vor allem die erste Ziffer des zehnstelligen Codes gibt Auskunft darüber, wie die Hühner gehalten werden: »0« steht für biologische Landwirtschaft, »1« für Freilandhaltung, »2« für Bodenhaltung und »3« für Käfighaltung. Bevorzugen Sie Bio-Eier, denn wie beim Fleisch schlägt sich die Art und Weise der Haltung und der Ernährung auch in Qualität und Geschmack nieder. Wenn Sie ganz genau wissen möchten, woher Ihr Ei stammt, können Sie dessen Erzeugungscode unter www.was-steht-auf-dem-ei.de eingeben. Übrigens: Eier sind definitiv nicht für einen hohen Cholesterinspiegel verantwortlich.

VITAMINE

Der Organismus braucht Vitamine nur in geringen Mengen, aber dafür regelmäßig. Denn der Körper kann nur Vitamin D selbst herstellen. Diese Vitalstoffe sind Schrittmacher für viele Stoffwechselfunktionen, zum Beispiel für den Aufbau von Körpergeweben und Hormonen. Sie helfen beim Zellaufbau und stärken das Immunsystem. Darüber hinaus spielen sie eine Rolle bei der Umwandlung von Kohlenhydraten, Eiweiß und Fetten. Für den Körper sind sie am besten verwertbar, wenn sie aus Lebensmitteln und nicht aus chemischen Präparaten bezogen werden.

Nicht fettlösliche Vitamine

◇ *Vitamin C* stärkt das Bindegewebe und wird für die Bildung und Funktionserhaltung der Binde- und Stützgewebe benötigt. Es regt die Immunabwehr an und steckt in Brokkoli, Fenchel, Paprika, Grünkohl, Hagebutten, Sanddornbeeren und Schwarzen Johannisbeeren.

◇ *Niacin* stärkt Haut und Nerven. Es ist wichtig für die Gehirnfunktionen sowie die Energiegewinnung und steckt in Fleisch, Leber, Fisch, Erdnüssen, Rettich, Grünkohl und Topinambur.

◇ *Pantothensäure* kurbelt den Stoffwechsel an und steckt in Eiern, Butter, Erdnüssen, Brokkoli, Linsen, Erbsen, Leber und Huhn.

◇ *Vitamin B1* stärkt die Kondition. Es steckt in (Vollkorn-)Getreideprodukten, Fleisch, Erbsen, Schwarzwurzeln, Rosenkohl, Sonnenblumenkernen, Roten Beten, Kürbis, Lauch, Kartoffeln, Topinambur und Birnen.

◇ *Vitamin B2* gibt Energie, spielt in vielen Bereichen des Stoffwechsels eine wichtige Rolle und steckt in Milch, Molke, Käse, Leber, Eiern, Vollkorn, Leinsamen, Sprossen, Grünkohl, Rosenkohl, Roten Beten, Kürbis und Birnen.

◇ *Vitamin B6* unterstützt das Immunsystem, ist wichtig für den Aminosäurenstoffwechsel und steckt in Sojabohnen, Hirse, Lachs, Sardinen, Makrele, Walnüssen, Linsen, Grünkohl, Rosenkohl, Roten Beten, Zwiebeln, Sellerie, Pastinaken, Kürbis und Äpfeln.

◇ *Biotin* und *Vitamin B12* werden für verschiedene Stoffwechselreaktionen gebraucht und stecken in Fleisch, Fisch und Alfalfasprossen.

◇ *Folsäure* ist wichtig für Wachstum und Zellteilung und steckt in Bierhefe, Leber, Nüssen, Endivie, Fenchel, Eiern, Spinat, Erbsen, Gurken, Tomaten, Erdbeeren, Orangen, Mandarinen, Kirschen, Trauben, Milchprodukten, Grünkohl, Rosenkohl, Blumenkohl, Brokkoli, Chinakohl, Feldsalat, Spinat, Zwiebeln, Chicorée, Pastinaken und Birnen.

Fettlösliche Vitamine

Diese Vitamine brauchen Fett als Transportmedium und um im Körper verwertet zu werden.

◇ *Vitamin A* ist wichtig für die Augen, die Haut und die Schleimhautgewebe. Es steckt in Leber, Butter, Käse, Milch, Aal, Thunfisch, gelbem, orangefarbenem, rotem und grünem Obst, roten Paprikaschoten, Grünkohl, Möhren, Feldsalat, Rosenkohl und anderen Kohlsorten, Brokkoli, Spinat, Kürbis, Chicorée, Sojabohnen und -sprossen, Mangold und Sellerie.

◇ *Vitamin D* festigt die Knochen und wird vor allem durch Sonneneinstrahlung gebildet. In der Nahrung kommt es in verwertbaren Mengen kaum vor.

◇ *Vitamin E* schützt die Zellen vor gewebeschädigenden Substanzen (freie Radikale) und steckt in Palmöl, Reiskleie, Gerste, Weizen, Roggen und Hafer.

◇ *Vitamin K* ist beteiligt an der Blutgerinnung und steckt in Geflügel, Kalbsleber, Butter, Quark, Sauerkraut, Rosenkohl, Spinat, Blumenkohl, Grünkohl, Brokkoli, Hagebutten, Kartoffeln, Sellerie, Portulak und Kohlrabi.

MINERALSTOFFE UND SPURENELEMENTE

Mineralstoffe und Spurenelemente kann der Körper nicht selbst herstellen. Wir müssen sie mit unserer Nahrung aufnehmen. Sie liefern die Baustoffe für Knochen und Zähne, regeln den Wasserhaushalt im Körper, wirken auf Herz und Kreislauf und sind wichtig für Muskulatur und Nerven.

Die benötigten Mengen sind dabei ganz unterschiedlich: Beim Natrium, welches wichtig für den Wasserhaushalt ist, sind es 500 Milligramm pro Tag für einen Erwachsenen, beim Kalzium (wichtig für Knochen und Zähne) sogar 800 bis 1000 Milligramm. Von Spurenelementen wie Eisen oder Zink braucht der Körper dagegen gerade mal einen Hauch pro Tag.

Für Mineralstoffe und Spurenelemente gilt dasselbe wie für Vitamine: Sie sind ideal verfügbar und für den Körper verwertbar, wenn sie aus Lebensmitteln bezogen und nicht in Form von chemischen Präparaten eingenommen werden.

◇ *Chlorid* reguliert den Wasser- und den Säure-Basen-Haushalt und steckt in Koch- und Meersalz.

◇ *Natrium* aus Kochsalz hilft zusammen mit *Kalium* aus Bananen, Aprikosen, Pflaumen, Milchprodukten, Fleisch und Fisch, die Druck-verhältnisse der Körperflüssigkeiten aufrechtzuerhalten.

◇ *Kalzium* ist wichtig für die Bildung von Knochen- und Zahnsubstanz sowie für die Erregbarkeit von Muskeln und Nerven. Es steckt in Milchprodukten, Käse (Brie, Edamer, Gouda, Parmesan, Ziegen-weichkäse), Brokkoli, Grünkohl und Spinat.

◇ *Phosphor* ist Bestandteil des Skeletts und wichtig für die Energie-gewinnung und -umwandlung. Er steckt in Käse, Milch und Fleisch.

◇ *Magnesium* ist Bestandteil von Knochen und Zähnen, schiebt verschiedene Stoffwechselreaktionen bzw. Enzyme an und ist auch wichtig für die Muskel- und Nervenreizbarkeit. Es steckt in Gerste, Grünkern, Hirse, Kakao, Kürbiskernen, Leinsamen, Mohn, Sesam und Sojabohnen.

◇ *Eisen* ist beteiligt am Sauerstofftransport im Blut und wichtiger Baustoff des roten Blutfarbstoffs Hämoglobin. Es steckt in Fenchel, Hirse, Kalbsleber, Kalbsnieren, Linsen, Mangold, Pfifferlingen, Schwarzwurzel, Schweinefilet, Spinat und Soja.

◇ *Jod* ist wichtig für die Bildung und Aktivierung der Vorstufen des Schilddrüsenhormons Thyroxin und steckt in jodiertem Speisesalz, Algen, Fisch und Meeresfrüchten.

◇ *Fluor* ist wichtig für Knochen und Zähne, wird aber nur in winzigs-ten Mengen gebraucht. Es steckt in schwarzem Tee, Mineralwasser, Innereien und Fisch.

◇ *Mangan* schiebt viele Stoffwechselreaktionen an und steckt in Bananen, Nüssen und schwarzem Tee.

◇ *Kupfer* ist wichtig für den Bindegewebsstoffwechsel sowie zum Eisentransport und steckt in Obst und Pilzen.

◇ *Selen* wirkt entgiftend und stärkt das Immunsystem, es steckt in Fisch, Fleisch, Milch, Nüssen, Eiern und Leber.

◇ *Zink* stärkt die Zellen, ist Bestandteil vieler Enzyme und Eiweiße, wichtig im Zucker-, Fett- und Eiweißstoffwechsel, für das Immunsystem und den Hormonstoffwechsel. Es steckt in Austern, Garnelen, Gerste, Gouda, Edamer, Hummer, grünem Blattgemüse, Kohl, Mandeln, Innereien, Kalb-, Rind-, Lamm- und Schweinefleisch.

BIOAKTIVE PFLANZENSTOFFE

Pflanzen bestehen aus Wasser, Fett, Eiweißen und Ballaststoffen. In ihnen steckt aber noch weit mehr. In Gemüse, Kräutern, Bäumen und Blumen befinden sich auch winzige Mengen von Substanzen, die ihnen helfen zu überleben: Es handelt sich dabei um Farb- und Duftstoffe, die Insekten zur Bestäubung anziehen, oder Stoffe, die Pflanzen vor Bakterien, Pilzen und Krankheiten sowie vor schädlicher UV-Strahlung schützen und das Wachstum beeinflussen. Die Zahl dieser unterschiedlichen Mikronährstoffe wird auf 60 000 bis 100 000 geschätzt, nur ein Bruchteil von ihnen ist näher erforscht. Mehr als 100 000 von ihnen stecken in essbaren Pflanzen wie Gemüse- und Obst, Getreide und Gewürzpflanzen. Auch für uns können diese bioaktiven Stoffe wichtige Schutzfunktionen ausüben, indem sie beispielsweise zellschädigende Sauerstoffverbindungen (freie Radikale) abfangen, das Immunsystem stärken und sogar krebsvorbeugend wirken können. Ihre gesundheitsfördernde Wirkung entfalten sie vermutlich nur im Zusammenspiel mit anderen Bestandteilen der Pflanze, das heißt mit allen genießbaren Bestandteilen von Gemüse, Obst und Kräutern.

Bioaktive Pflanzenstoffe werden in verschiedene Gruppen eingeteilt. Die wichtigsten sind:

◇ *Sulfide* sind Salze des Schwefelwasserstoffs und verantwortlich für den scharfen Geschmack von Knoblauch, Zwiebeln, Lauch und Schnittlauch. Sie regen den Stoffwechsel an.

◇ *Carotinoide* sind Farbstoffe in rot- oder gelbfarbigem Gemüse oder Obst. Das bekannteste unter ihnen ist das Beta-Carotin, dem sogar eine vorbeugende Wirkung gegen Lungenkrebs zugeschrieben wird. Das liegt daran, dass Carotinoide als Radikalenfänger dienen. Beta-Carotin steckt in Möhren, roten Paprikaschoten, Kürbissen, Aprikosen und Tomaten. Aber auch grüne Gemüsesorten wie Grünkohl, Wirsing, Spinat und Feldsalat, bei denen das grüne Chlorophyll die orangerote Farbe überdeckt, sind gute Beta-Carotin-Quellen.

◇ *Flavonoide* sind wasserlösliche Pflanzenfarbstoffe und stecken in fast allen Obst- und Gemüsearten. Typisch für sie ist ihre kräftige rote Farbe, wie bei Mineralstoffe und Spurenelemente, Rotkohl, Auberginen, Kirschen und Trauben.

◇ *Glucosinolate* wirken entgiftend und stecken in hohen Konzentrationen in allen Kohlarten, in Kresse, Radieschen und Rettich.

◇ *Sulphoraphan* wirkt ebenfalls krebsvorbeugend. Es steckt in Pflanzen aus der Familie der Kreuzblütler wie Kohl, Senf, Kresse, Meerrettich oder Raps.

◇ *Phytosterine* stecken reichlich in den Zellwänden fettreicher Pflanzenteile wie in Sonnenblumenkernen, Sesamsamen und Nüssen, aber auch in Rosenkohl, schwarzen Oliven und Sojabohnen. Sie verhindern im Darm die Aufnahme des Cholesterins aus der Nahrung und senken nachweislich den Cholesterinspiegel.

◇ *Polyphenole* schützen vor Arterienverkalkung, zu ihnen gehören unter anderem Flavonoide und Phenolsäuren. Sie stecken in Äpfeln (alte Sorten!), Zwiebeln, Endiviensalat, blauen Trauben, Kakao, grünem Tee und Rotwein.

Manche Menschen tun sich schwer damit, bestimmte Nahrungsinhalts-stoffe zu verstoffwechseln, und entwickeln Verdauungsbeschwerden. Man spricht in diesem Zusammenhang von Intoleranzen oder Nahrungsmittel-unverträglichkeiten. Davon zu unterscheiden sind Nahrungsmittelaller-gien, bei denen das Immunsystem auf Fremdstoffe reagiert: Es bekämpft harmlose Bestandteile aus unserer Nahrung als vermeintliche Gegner und aktiviert die körpereigene Abwehr. Allergien gegen Kuhmilch, Soja, Weizen, Eier oder Erdnüsse sind typisch für Kinder, Erwachsene sind meist gegen Nüsse, Soja, Sellerie oder Meeresfrüchte allergisch.

FRUKTOSEINTOLERANZ – ALLES AUS ZUCKER?

Viele Menschen vertragen nur sehr kleine Mengen Fruchtzucker, also Fruktose, Experten gehen davon aus, dass bei uns bis zu 30 Prozent der Erwachsenen betroffen sind. Um den Fruchtzucker über die Blutbahn zu den Zellen zu schleusen, gibt es im Darm Transporteiweiße (GLUT-5). Sie sorgen dafür, dass die Nährstoffe aus dem Darminneren ins Blut wan-dern können. Die Menge an Fruktose ist dabei begrenzt, daher verträgt jeder Mensch nur ein bestimmtes Maß an Fruchtzucker. Ist der spezielle Glukose-Transporter defekt oder sind zu wenige davon vorhanden, kann er noch weniger Fruktose aufnehmen als bei einem gesunden Menschen. Der Rest wandert dann unverdaut weiter. Bemerkbar macht sich dies in Bauchkrämpfen, Blähungen und Durchfall.

Hat der Arzt eine Fruktoseintoleranz diagnostiziert, ist eine vierwöchige Auszeit für den Darm empfehlenswert: Unter anderem müssen Softdrinks, Limonaden, Säfte, Smoothies und Fertiggerichte, aber auch vermeintlich unverdächtige Lebensmittel wie Brot, Gebäck und bestimmte Gemüse ge-mieden werden. Danach folgt eine Testphase: Ein Stück Apfel, zwei Löffel Möhrengemüse – jetzt soll man in kleinen Mengen gesunde fruktosehal-tige Lebensmittel testen. Dabei wird alles in einem Ernährungstagebuch notiert, inklusive der körperlichen Reaktionen darauf. So zeigt sich, was der Darm verträgt und was ihm (noch) zu viel ist. In der nachfolgenden Dauerphase wird Fruchtzuckerhaltiges möglichst mit Traubenzucker (Glukose) und Eiweißprodukten kombiniert gegessen, was dem Körper die Aufnahme erleichtert.

Tipps bei Fruktoseintoleranz

◇ Streuen Sie über fruktosereiche Lebensmittel einfach Traubenzucker (reine Glukose) im Verhältnis 1:1. Denn Glukose verbessert die Verträglichkeit von Fruktose. Den Fruktosegehalt von Lebensmitteln können Sie in entsprechenden Tabellen nachlesen.

◇ Bei Fertiggerichten auf das Kleingedruckte achten: Je weiter vorne ein Inhaltsstoff auf der Zutatenliste steht, umso mehr ist davon enthalten. Die Begriffe Fruktose, Inulin, Maisstärkesirup, Fruchtsüße, Glukose-Fruktose-Sirup und Fructooligosaccharid sind Synonyme für Fruchtzucker.

◇ Essen Sie Obst nicht pur, sondern zu einer Mahlzeit (etwa als Dessert) oder mit Milchprodukten. Fett und Eiweiß bewirken, dass der Fruchtzucker langsamer aufgenommen wird, was dem Darm die Arbeit erleichtert.

◇ Verträglich sind Traubenzucker und oft Milchzucker, auch Steviaprodukte aller Art, Erythrit und Reissirup.

LAKTOSEINTOLERANZ

Wer Milchprodukte schwer verdauen kann, verträgt Milchzucker (Laktose) womöglich nur in kleinen Mengen, wie es bei ungefähr 5 bis 15 Prozent der Europäer der Fall ist. Weltweit gesehen sind Erwachsene, die Milchzucker verdauen können, die Ausnahme. Babys haben dagegen normalerweise keine Probleme damit. Bei einer Milchzucker-Unverträglichkeit handelt es sich nicht um eine Allergie. Menschen mit einer Milchallergie können schon auf geringste Mengen von Milch oder Milchprodukten reagieren, bei einer Laktoseintoleranz, kann man dagegen manchmal relativ viel Milch oder Milchprodukte konsumieren, ohne danach starke Beschwerden zu bekommen.

Milchzucker (Laktose) steckt in allen Milchprodukten. Die Darm-
schleimhaut kann ihn aber nicht aufnehmen, sondern nur jeweils die
beiden Zuckermoleküle, aus denen er sich zusammensetzt: Glukose und
Galaktose. Um die Zuckerketten aufzuspalten, braucht man ein Enzym
namens Laktase, das normalerweise von den Schleimzellen im Dünndarm
hergestellt wird – allerdings bei Menschen mit Laktoseintoleranz nicht
oder nicht in ausreichender Menge.

Ist die Laktoseintoleranz diagnostiziert und vermeidet man die entsprechenden Produkte, kann man größtenteils beschwerdefrei leben. Auch
eine künstliche Zufuhr des fehlenden Enzyms Laktase über Tabletten ist
bei Bedarf möglich. Wem es schwerfällt, auf Milchprodukte zu verzichten,
der kann ausprobieren, wie viel Laktose er verträgt, und diese Menge über
den Tag verteilt mit anderen Lebensmitteln kombinieren.

Tipps bei Laktoseintoleranz

◇ Viele Lebensmittel können Laktose enthalten, obwohl man es nicht
vermutet. Gerade bei Fertigprodukten sollten Sie die Zutatenliste
genau durchlesen, sie haben häufig Laktosebeimengungen: etwa
Backwaren aller Art, Brotaufstriche, Fertiggerichte, Fischkonserven,
Fleisch- und Wurstwaren, Gemüsekonserven, Gewürzmischungen,
Margarine, Mayonnaise, Müslimischungen, Pesto, Salatdressing.

◇ Ungeeignet sind auch Milchpulver, Sahnepulver, Trockenmilch,
Süßmolke, Kefir, Schokoladenzubereitung, Lactit oder E966.

◇ Viele Medikamente enthalten Laktose als Bindemittel, wenn auch
meist in sehr geringen Mengen. Lesen Sie aber vor der Einnahme
immer genau die Packungsbeilage mit den Inhaltsstoffen durch und
lassen Sie sich gegebenenfalls von einem Arzt oder Apotheker beraten.

GESUND UND (SICH) LEICHT ESSEN
NACH DEM ENERGIEDICHTE-PRINZIP

Sie wollen nur das essen, was Ihr Körper wirklich braucht, und entweder dabei abnehmen oder Ihr mühsam erreichtes Wohlfühlgewicht halten? Willkommen im Club! Wer will das nicht? Ernährungswissenschaftler haben in den letzten Jahren durch viele Studien nachgewiesen, dass dies möglich ist, wenn man sich nach dem sogenannten Energiedichte-Prinzip ernährt. Klingt kompliziert, ist aber einfach und man spart sich damit das Kalorienzählen. Denn wie viele Kalorien eine Mahlzeit hat, hängt vor allem davon ab, wie »dicht« die Energie darin ist, das heißt, wie hoch die Anzahl der Kalorien pro Gewichtseinheit ist. Einfaches Beispiel: In einem Kilo Butter sind mehr Kalorien als in einem Kilo Sellerie. Und der Körper muss ja irgendwo mit den Kalorien hin. Bei manchen Lebensmitteln ist die Anzahl der aktuell benötigten Kalorien schon bei kleineren Mengen erreicht, von anderen kann man hingegen mehr essen, ohne dass es zu viel des Guten wird. Wenn Ihnen klar ist, welche Lebensmittel eine geringe Energiedichte haben, dann müssen Sie nie mehr Kalorien zählen, um Ihr gesundes Gewicht zu halten, versprochen.

In zahlreichen Untersuchungen wurde festgestellt, dass man erst richtig satt ist (und anschließend auch nicht zum Snacken neigt), wenn man die richtige Menge gegessen hat. Dieser Sättigungsgrad wird so erreicht: Beim Essen dehnt sich die Magenwand aus. Das bemerken sogenannte Mechanosensoren und die leiten Sättigungsreize ans Gehirn. Je höher das Volumen einer Mahlzeit ist, also je mehr Platz sie im Magen braucht, umso stärker dehnt sich die Magenwand. Das ergibt Sinn. Das Ausmaß der Dehnung ist zwar bei jedem anders, kann aber durch die Menge dessen, was wir essen, langfristig beeinflusst werden. Tatsache ist: Bei sehr energiereichen, aber eher kleineren Mahlzeiten verspüren wir nicht das gleiche Sättigungsgefühl wie bei einer Mahlzeit, bei der jede Menge ballaststoff- und wasserreiche Zutaten (Gemüse und Hülsenfrüchte, Beeren und Zitrusfrüchte sowie Pilze) auf dem Teller liegen. So sättigt zum Beispiel ein großer Teller Gemüsesuppe viel besser und länger als eine Handvoll Kartoffelchips, die viel mehr Kalorien enthalten. Man merkt das übrigens auch später auf dem Klo, die Kartoffelchips werden dann zu kleinen Hasenkötteln, während die Haferflocken ein zufriedenstellendes Würstchen formen. Als Faustregel gilt: Alle Lebensmittel, in denen viel Wasser und viele Ballaststoffe stecken, haben normalerweise eine niedrige Energiedichte. Eine hohe Dichte an Energie haben alle Produkte, die viel Zucker, Fett und Stärke enthalten.

Wenn Sie sich nach dem Energiedichte-Prinzip ernähren, können und sollen Sie immer so viel essen, dass Sie satt werden. Egal ob Sie abnehmen oder ob Sie Ihr Gewicht halten wollen, es spielt keine Rolle, aus welcher Quelle – Fette, Eiweiß oder Kohlenhydrate – die Energie stammt. Beim Energiedichte-Prinzip dürfen Sie alles essen, wenn auch in Maßen. Ja, richtig gelesen, in Maßen, nicht in Massen! Wenn Sie also Lust auf Pommes mit Ketchup, Salamipizza oder Kartoffelsalat mit Mayo haben, essen Sie es. Aber nur eine halbe Portion (oder besser noch weniger) und dazu gibt's ordentlich Salat oder Gemüse als energiearme, magenfüllende Sättigungsbeilage. Ich finde eh, dass der eigentliche Kick bei Pommes mit Ketchup und Mayo die ersten paar Happen sind, danach isst man den Teller nur aus Gewohnheit leer. Also ganz, ganz kleine Portion Pommes, großer Salat.

Die so eingesparten Kalorien summieren sich mit der Zeit und das macht sich bemerkbar. Durch das Reduzieren oder Austauschen bestimmter Zutaten erreichen Sie ein Energiedefizit, wenn Sie das möchten. Der Körper verbraucht also mehr Energie (und muss dafür an die Fettreserven ran), als wir ihm durch die Nahrung zuführen. Aus kalorienreicheren Rezepten entstehen so kalorienärmere, ohne Kalorienzählen und ohne wirklich weniger zu essen. Das hat zuletzt eine Meta-Analyse, also ein Vergleich von – festhalten – 2000 Studien des Deutschen Institut für Ernährungsforschung (DIfE) ergeben. An dieser Stelle ein großes Lob an die Kollegen, die viele Stunden opfern, um mehrere tausend Studien zu vergleichen. Wahnsinn!

Wie bereits erwähnt, gilt die Faustregel: Je wasser- und ballaststoffreicher sowie fettärmer ein Lebensmittel ist, desto geringer ist seine Energiedichte und desto besser ist es somit für die Figur. Doch wie berechnen Sie die Energiedichte genau? Dafür teilen Sie ganz einfach den Kaloriengehalt einer bestimmten Menge eines Lebensmittels durch sein Gewicht.

Zum Beispiel: Ein 100 Gramm schwerer Apfel enthält 50 Kilokalorien (kcal). Teilt man 50 durch 100, ergibt das eine Energiedichte von 0,5. Ein Croissant mit 100 Gramm hat 510 Kilokalorien (kcal). Wird 510 durch 100 geteilt, kommt 5,1 dabei heraus. Damit hat ein Croissant die zehnfache Energiedichte eines Apfels. Keine Sorge, Sie müssen es nicht jedes Mal ausrechnen. Beim Einkaufen nur darüber nachzudenken, wenn Sie die Packung Kekse in der Hand haben, reicht eigentlich schon und es gibt reichlich Listen im Internet, auf denen man nachschauen kann. Diese folgen oft dem sogenannten Ampelprinzip.

Und so wählen Sie nch dem Ampelprinzip aus:

Grün – niedrige Energiedichte: bis 1,5 kcal/Gramm (weniger als 150 Kalorien pro 100 Gramm). Das bedeutet: Zugreifen ausdrücklich erwünscht. Aber auf eine gute Mischung achten, damit Sie möglichst viele Vitalstoffe zu sich nehmen. Zu den »grünen« Lebensmitteln gehören beispielsweise Gemüse und Obst (außer Avocados), Kartoffeln, mageres Fleisch wie Hähnchenbrust, fettarme Milch und Milchprodukte wie Joghurt, Quark, Buttermilch oder Frischkäse.

Gelb – mittlere Energiedichte: von 1,6 bis 2,4 kcal/Gramm (höchstens 240 Kalorien pro 100 Gramm). Das bedeutet: Ist okay, solange die Portion stimmt. Wählen Sie Lebensmittel mit mittlerer Energiedichte, so empfiehlt es sich, keine zu großen Portionen davon zu essen. Gut wäre hier eine Mischung, eventuell eine Beilage, mit Produkten aus dem grünen Bereich. Zu den »gelben« Lebensmitteln gehören beispielsweise Brot und Brötchen, Müsli, Nudeln, Reis, Buchweizen, Hirse, Linsen, Fleisch, Frischkäse, Quark und Joghurt der Vollfettstufe.

Rot – hohe Energiedichte: ab 2,5 kcal/Gramm (250 Kalorien und mehr pro 100 Gramm). Das bedeutet: Stopp bei Lebensmitteln aus diesem Bereich. Bitte nur in kleinen Portionen genießen und dann immer von Produkten mit niedriger Energiedichte begleitet. Ausnahme sind Nüsse und fette Seefische (Lachs, Makrele, Hering), denn die bringen wichtige Fettsäuren mit und sollten gelegentlich bis regelmäßig verzehrt werden. Trotzdem hier dran denken, auch sehr gesunde Lebensmittel können dick machen. Zu den »roten« Lebensmitteln gehören beispielsweise Wurst, Käse, Butter, Schlagsahne, Öl, Nüsse, Kuchen, Croissant, Kekse, Schokolade und andere Süßigkeiten, Chips, Pommes frites, Alkohol.

Grundsätzlich sind also alle Gemüsesorten sowie Blattsalate und nicht zu süßes Obst zum Sattessen erlaubt. Dazu Fisch, Geflügel, Eier und mageres Fleisch sowie fettarme und in Maßen auch vollfette Milch und Milchprodukte. Bei den Getreideprodukten sollten Sie Vollkornprodukte bevorzugen, sie machen aufgrund ihres hohen Ballaststoffgehalts länger satt. Bei Süßhunger können Sie beispielsweise die Praline gegen Gummibärchen oder Lakritz austauschen. Ist dann nicht perfekt, aber immerhin weniger schlimm.

Bei Getränken ist allerdings Vorsicht geboten: Mit Zucker gesüßte Erfrischungsgetränke, Säfte, Nektare und alkoholische Getränke haben im Vergleich zu vielen festen Lebensmitteln eine relativ niedrige Energiedichte. Untersuchungen haben aber gezeigt, dass diese Getränke kaum satt machen, auch wenn sie weniger als 150 Kalorien pro 100 Milliliter enthalten. Sie begünstigen aber eine erhöhte Energiezufuhr, sprich, man isst schneller wieder etwas, wenn man Limonade oder Alkohol getrunken hat. Deshalb sollten Sie auf solche Produkte weitgehend verzichten und energiefreie Getränke wie Wasser und ungesüßten Tee vorziehen.

Das Energiedichte-Prinzip umsetzen

Geschickt tauschen. Auch wenn Sie eingeladen sind, im Restaurant essen oder in der Kantine, können Sie das Energiedichte-Prinzip umsetzen. Achten Sie darauf, dass Sie ungünstige durch weniger ungünstige Produkte ersetzen, und entscheiden Sie dann nach Appetit, was passt. Bei großem Hunger vielleicht eine halbe Meeresfrüchte-Pizza (gelb) und dazu einen großen Salat (grün). Beim kleinen Hunger ein Hamburger (ohne Käse) ohne etwas dazu.

Verschaffen Sie sich einen Überblick über Ihre Essgewohnheiten. Schreiben Sie sich zwei Wochen lang mal genau auf, was Sie tagtäglich so essen und trinken. So finden Sie schnell heraus, was Sie häufig auf dem Teller und im Glas haben, und können im zweiten Schritt darangehen, einige der roten Lebensmittel gegen solche aus dem grünen oder gelben Bereich auszutauschen. Zum Beispiel ersetzen Sie auf dem Frühstückbrot Butter und Margarine durch fettarmen Frischkäse oder Senf zusammen mit fettarmen Käse- und Wurstsorten. Beim Mittag- und Abendessen setzen Sie verstärkt auf viel Gemüse und Salat, dafür fallen die Beilagen- und die Fleischportion etwas kleiner aus. Gönnen Sie sich ruhig ab und an ein Stück Pizza, dann aber eine kleine Portion, und bei den nachfolgenden Mahlzeiten greifen Sie wieder zu Lebensmitteln aus dem grünen Bereich.

Am besten essen Sie drei Mahlzeiten am Tag. Das Mittagessen sollte die umfangreichste Mahlzeit des Tages sein, das Abendessen mindestens drei Stunden vor dem Schlafengehen stattfinden. Zwischenmahlzeiten bedeuten nur zusätzliche Kalorien, sie sind eigentlich nicht vorgesehen. Halten Sie es dazwischen aber so gar nicht aus, dann ist ein Stück nicht zu süßes Obst mit fettarmem Joghurt erlaubt.

Reichlich trinken. Alle Ernährungswissenschaftler, die hinter dem Energiedichte-Prinzip stehen, empfehlen, täglich mindestens 2 Liter Wasser oder ungesüßten Tee zu trinken. Aber wer trinkt schon ungesüßten kalten Tee zu Mittag, mein Tipp ist: Bleiben Sie beim Wasser.

Clever einkaufen. Bei verpackten Lebensmitteln genügt ein Blick auf die Nährwertangaben auf der Packung, dort werden die Kalorien pro 100 Gramm Nahrungsmittel angegeben. Als empfehlenswert (»grün«) gelten alle Nahrungsmittel, die nicht mehr als 150 Kilokalorien pro 100 Gramm enthalten. Als in Maßen erlaubt (»gelb«) gelten Nahrungsmittel, die 150 bis 250 Kilokalorien pro 100 Gramm enthalten. Und Nahrungsmittel mit über 250 Kilokalorien pro 100 Gramm (»rot«) sollten nur selten beziehungsweise in kleinen Mengen auf dem Speiseplan stehen.

Die folgenden Ernährungsregeln sind einfach zu befolgen, weil nichts wirklich verboten ist, und sie tragen nachweislich dazu bei, sich gesünder zu ernähren.

Halten Sie **drei Hauptmahlzeiten** ein. Das entspricht erwiesenermaßen dem menschlichen Biorhythmus. Das Frühstück oder Abendessen wegzulassen ist nur erlaubt, wenn Sie vormittags oder am späten Abend nicht stattdessen snacken!

Mindestens **vier Stunden Essenspausen** zwischen den Mahlzeiten sind wichtig, damit die Botenstoffe, die an Hunger und Sättigung beteiligt sind, in Balance bleiben. Nachts sind zehn Stunden Pause ideal. Sie können es aber auch mit 16 Stunden probieren, wie beim Intervallfasten nach dem 16:8-Prinzip.

Vor allem beim Mittag- und Abendessen sollte die **Verteilung der einzelnen Nährstoffgruppen auf Ihrem Teller** so aussehen:

◇ Ein halber Teller Gemüse oder Salat

◇ Ein Viertel Kohlenhydrate aus Brot, Nudeln, Reis oder Kartoffeln in Kombination mit hochwertigem Pflanzenöl, Eiern oderSaaten oder Nüssen

◇ Ein Viertel Eiweiß aus Hülsenfrüchten, Eiern oder Milchprodukten (Joghurt, Quark, Käse).

Der individuelle **Eiweißbedarf pro Mahlzeit** liegt bei einem gesunden Erwachsenen bei 1 bis 1,2 Gramm pro Kilogramm Körpergewicht. Bei 70 Kilogramm sind das ca. 84 Gramm Eiweiß pro Tag (70 mal 1,2) und ca. 28 Gramm pro Mahlzeit (84 geteilt durch 3).

Essen Sie langsam. Für das Gefühl, satt zu sein, muss der Magen gedehnt sein, und es stellt sich erst 20 Minuten nach Beginn einer Mahlzeit ein. Kauen Sie jeden Bissen gut, setzen Sie Ihr Besteck immer mal wieder ab, genießen Sie Ihr Essen als Entschleunigungsübung.

GARANTIERT FREI VON ZUSATZSTOFFEN

Selbst kochen ist der Schlüssel zu einer gesunden Ernährung, denn nur so weiß man immer mit Sicherheit, was im Essen drinsteckt. Sie haben noch nie gekocht? Kein Problem, diese Rezepte hier kann jeder. Sie haben mehrere gute Eigenschaften: Sie sind schnell fertig und beinhalten eine Menge gesunder Nährstoffe.

Kartoffelsuppe mit Kräutern

Einkaufen oder aus dem Vorrat: 150 g Möhren + 100 g Kartoffeln + 200 ml Gemüsebrühe + ¼ Bund Schnittlauch + je 4 Stiele Petersilie und Kerbel + Salz und schwarzer Pfeffer

So geht's: Möhren und Kartoffeln schälen, waschen und in gleichmäßig große Würfel schneiden. Gemüsebrühe in einem Topf aufkochen. Gemüse dazugeben, erneut aufkochen und ca. 15 Minuten köcheln.

Kräuter waschen, trocken schütteln. Schnittlauch in Röllchen schneiden, einen Teil zum Garnieren zur Seite legen. Petersilien- und Kerbelblättchen von den Stielen zupfen und hacken. Kräuter zur Brühe geben und alles mit dem Pürierstab fein pürieren. Mit Salz und Pfeffer abschmecken und mit Schnittlauch bestreuen.

Guacamole

Schmeckt lecker pur oder als Aufstrich auf Brot, Burger oder meinetwegen auch zu Chips.

Einkaufen oder aus dem Vorrat: 1 kleine Zwiebel + 1 Knoblauchzehe + ein paar Stängel Petersilie oder Korianderkraut + Chiliflocken + Salz + 1 Bio-Limette + 1 reife Avocado

So geht's: Zwiebel und Knoblauch schälen, grob zerkleinern und in ein hohes Gefäß oder einen Mixer geben. Die Kräuter waschen, trocken schütteln und dazugeben, ebenso eine Prise Chiliflocken, ¼ TL Salz und den Saft von 1 Limette. Alles mixen. Dann die Avocado halbieren, Kern raus, das Fruchtfleisch zügig mit einer Gabel zerdrücken und dann gleich die Salsa verde untermischen. Abschmecken, fertig.

Gemüsesalat mit Schafskäse

Einkaufen oder aus dem Vorrat: 1 rote Paprikaschote + 1 Zucchini + 1 Knoblauchzehe + 1 rote Zwiebel + Salz und Pfeffer aus der Mühle + 1 EL Olivenöl + 200 Gramm Feta + ½ EL getr. Thymian + ½ EL Zitronensaft

So geht's: Paprika und Zucchini waschen, putzen und klein schneiden. Knoblauch und Zwiebel schälen, klein würfeln und alles mit einer Prise Salz, Pfeffer und Olivenöl würzen. Schafkäse zerbröseln und mit dem Thymian unter das Gemüse mischen. Alles mit Zitronensaft beträufeln. 1 Stunde ziehen lassen.

Tomatensauce

Schmeckt zu allen Nudeln, zu Hackbällchen und lässt sich hundertfach variieren. Sie können sie in großen Mengen vorbereiten und in passenden Behältern einfrieren. Hier das Grundrezept:

Einkaufen oder aus dem Vorrat: 1 Zwiebel + 1 Knoblauchzehe + 3 EL Olivenöl + ½ TL Zucker + 1 EL Tomatenmark + 2 Dosen Pizzatomaten (oder als Edelvariante Flaschentomaten San Marzano aus der Dose) + 1 EL getrockneter Oregano + Salz + Chiliflocken

So geht's: Zwiebel und Knoblauch schälen und klein würfeln. Öl in einem Topf erhitzen und beides darin bei mittlerer Hitze glasig dünsten, Zucker und Tomatenmark unterrühren und ein bisschen mitdünsten. Pizzatomaten dazugeben und bei kleiner Hitze zugedeckt 5 Minuten köcheln lassen. Oregano unterrühren. Mit dem Mixstab pürieren und mit Salz und Chili würzen.

Variante #1: 100 Gramm Speck oder Schwarzwälder Schinken, 1 kleine Möhre und 1 kleine Selleriestange klein schneiden und alles in 1 TL Olivenöl in einer kleinen Pfanne anbraten. Mit 500 ml von der Tomatensauce mischen. Parmesan oder Pecorino drüber hobeln, wunderbar!

Variante #2: 200 g Bio-Hackfleisch in einer Pfanne in etwas Olivenöl anbraten, salzen und pfeffern. Nach Belieben noch 1 klein geschnittene Selleriestange und Möhre dazu und mit 500 ml von der Sauce mischen.

Ich möchte Ihnen noch ein paar kleine Tipps geben, die wirklich funktionieren, mit denen Sie es schaffen, von dem »nicht ganz so Richtigen« etwas weniger zu essen.

Süßes richtig timen. Verbieten Sie sich beim Essen nichts, aber achten Sie einfach darauf, was und wann Sie essen. Dreimal täglich wäre wünschenswert, so verlieren Sie nicht den Überblick. Gönnen Sie sich ruhig Süßes, aber essen Sie es morgens zum Müsli (in Form von Obst) oder auf Ihrem Brötchen (Marmelade oder Schoko-Nuss-Creme). Danach hat Ihr Körper genug Zeit, den Süßkram zu verarbeiten. Mittags gibt es vielleicht noch ein Dessert, aber eben nicht zwischendurch. Wenn Sie oft »auf nüchternen Magen« naschen, erziehen Sie sich geradezu zum Heißhunger auf süße Snacks. Glauben Sie mir, ich weiß, wovon ich rede. Viele Nächte in der Notaufnahme haben mich zu einem regelrechten Zucker-Zombie gemacht. Es hat eine ganze Weile gedauert, davon wieder runterzukommen.

Stufenplan fürs Snacken. Sie snacken gerne, wissen aber spätestens jetzt, dass das nicht so toll ist? Dann gibt es ab heute einen Drei-Stufen-Plan für Chips, Flips und Süßkram. Stufe eins: Alles immer schön wegräumen. Wenn die Sachen nicht offen herumliegen, wandern sie auch nicht so schnell in Ihren Mund. Genügt das nicht, kommt Stufe zwei: Alles noch weiter wegräumen, also ab damit in den Keller. Wenn auch das nichts hilft, weil Sie jetzt anfangen, im Keller massenweise süße Sonderangebote zu horten, dann Stufe drei: Snacks nur noch gezielt für bestimmte Gelegenheiten und in kleinen Mengen einkaufen. Keine Vorratshaltung mehr.

Sie brauchen Essen gegen Stress, weil sonst gar nichts mehr geht? Verständlich: Süßes hilft super gegen Stress, zumindest kurzfristig, doch dann will man immer Nachschub. In dem Fall ist es **Zeit für neue Stressventile**: Gehen Sie eine Runde spazieren, lassen Sie sich ein Bad ein, rufen Sie Ihre beste Freundin an. Oder probieren Sie einen von den Entspannungstipps ab Seite 123.

Hängen Sie **ein Schild an den Kühlschrank**: Öffnen erlaubt, wenn du dir was Gutes kochen willst. Besser noch: Du bist nicht hungrig, dir ist nur langweilig. (Geh spielen!)

Zum richtigen Zeitpunkt einkaufen. Gehen Sie NUR einkaufen, wenn Sie satt sind, und nicht abends nach der Arbeit, wenn Ihnen der Magen in den Kniekehlen hängt. Wenn Sie trotzdem abends losmüssen, trinken Sie vorher eine halben Liter Wasser, das vertreibt erst mal den Hunger.

Verbote sind verboten. Sie kennen das Beispiel von dem blauen Elefanten, an den Sie NICHT denken sollen. Sofort steht er vor Ihrem inneren Auge und bewegt sich keinen Meter weg. In dem Moment, in dem Sie sich etwas beim Essen verkneifen, denken Sie an nichts anderes: den Schweinebraten mit Knödeln, die Tafel Schokolade, die Packung Chips… So wird das nix. Verabschieden Sie sich deshalb von allen Verboten und gönnen sich hin und wieder eine Lieblingsspeise, dann fällt sie auch nicht größer ins Gewicht.

Besser snacken vor dem Fernseher. Entweder Sie setzen auf gesündere Varianten (Rohkoststicks mit Kräuterquark…) oder, wenn's gar nicht anders geht, füllen Sie sich einen (kleinen!) Naschteller in der Küche ab und nehmen nicht die ganze Tüte Chips mit vor die Glotze. Fernsehen lenkt ab und wir bekommen gar nicht mit, was wir so in uns reinstopfen.

Sie lieben Gummibärchen? Dann frieren Sie sie einfach ein und es gibt **Gummibärchen als Eis-Ersatz** zum Nachtisch. Da haben Sie richtig lange was davon. Geht übrigens auch in noch gesünder: Eiswürfelform mit Wasser füllen und in jedes Fach eine Erd- oder Himbeere legen. Damit können Sie auch prima ein Glas Wasser aromatisieren.

Immer mal wieder nichts essen heißt heute ganz modern **Intervallfasten.** Studien zeigen, dass dies hilfreich ist, wenn man ein paar Pfunde loswerden möchte oder etwas für seine Blutzuckerwerte und einen niedrigeren Blutdruck tun will. Am beliebtesten ist der Rhythmus von 16:8, das heißt, 16 Stunden nichts und in den verbleibenden acht Stunden normal essen. Dabei heißt normal: zwei bis drei Mahlzeiten, die gut sättigen.

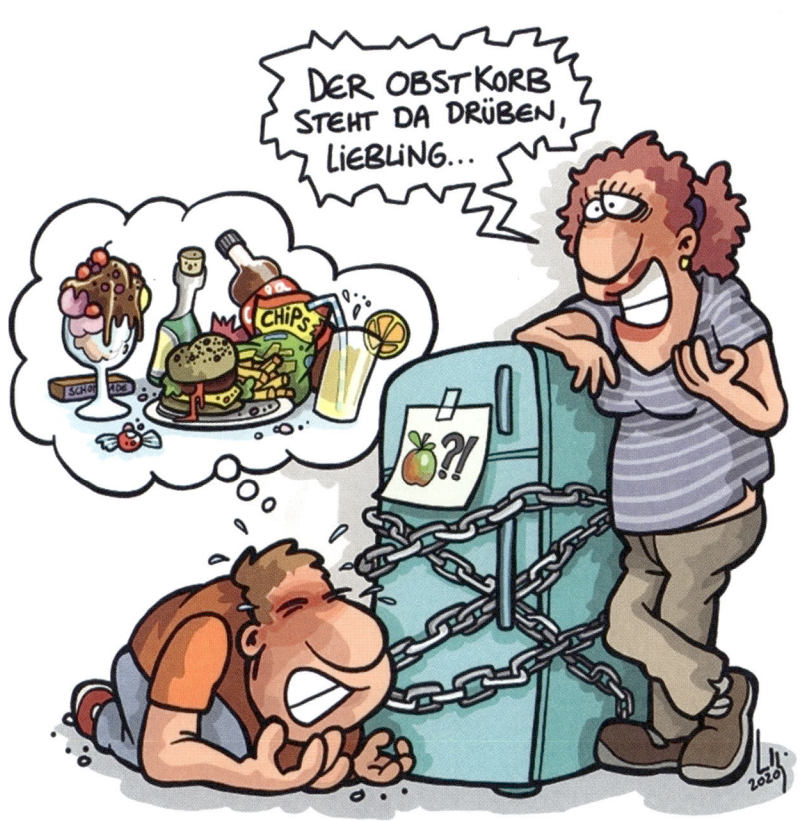

UND WAS GIBT ES ZU TRINKEN?

Genügend zu trinken ist eine der wichtigsten Voraussetzungen für Ihre körperliche und geistige Leistungsfähigkeit, für Wohlbefinden und Lebenskraft – das klingt wie in einer Fernsehwerbung für edles Tafelwasser, doch es ist tatsächlich so. Zu wenig zu trinken gefährdet immer ein bisschen die Gesundheit. Bei älteren Menschen kann es sogar sehr gefährlich werden.

Wichtig ist vor allem das richtige Verhältnis von Flüssigkeitsaufnahme und Ausscheidung. Wir verlieren jeden Tag etwa zweieinhalb Liter Wasser über den im Atem enthaltenen Wasserdampf, durch Schwitzen oder über die Harnwege. Diesen Verlust müssen Sie ausgleichen. Dabei gilt als Faustregel und unter Normalbedingungen: 35 bis 40 Milliliter Wasser pro Kilogramm Körpergewicht. Ohne schweißtreibende körperliche Anstrengung und bei normalen Außentemperaturen braucht eine normalgewichtige Frau also rund 2 Liter Wasser, ein Mann 2,5 Liter pro Tag. Kinder bis etwa zehn Jahre brauchen 1,5 bis 2 Liter und ältere Kinder 2 Liter pro Tag. Allerdings müssen Sie das nicht alles in flüssiger Form zu sich nehmen, denn wenn Sie sich ausgewogen ernähren, mit reichlich Gemüse und Obst, das ebenfalls viel Wasser enthält, nehmen Sie schon etwa ein Drittel Ihres Tagebedarfs durch die Nahrung auf.

Wasser als Getränk ist ideal, um Flüssigkeitsverluste auszugleichen oder ihnen vorzubeugen. Achten Sie dabei vor allem auf die Qualität des Wassers. Am besten ist ein mineralstoffreiches natürliches Mineralwasser, rein und frei von Schadstoffen. Quellwasser aus den Bergen oder Naturschutzgebieten erfüllt diese Voraussetzungen. Leitungswasser hat in Deutschland, Österreich und der Schweiz in der Regel Trinkwasserqualität, ist nur oft mineralarm. Aus diesem Grund sind Mineralwässer insbesondere bei viel körperlicher Aktivität besser. Erkundigen Sie sich am besten bei Ihrem Wasserwirtschaftsamt danach, ob das örtlich verfügbare Trinkwasser zur Herstellung von Babynahrung geeignet ist. Wenn ja, dann können Sie bedenkenlos das Wasser aus dem Hahn trinken.

Beim Genuss von **Obstsäften** ist Vorsicht angezeigt. Natürlich können Sie sich hin und wieder zum Frühstück einen Smoothie oder ein Glas reinen Fruchtsaft gönnen. Doch trinken Sie den Saft nicht, um Ihren Flüssigkeitsbedarf zu stillen! Dafür enthält er zu viel Zucker. Der macht durstig und liefert viele leere Kalorien und die lagern sich oftmals einfach nur in Ihren Fettpölsterchen ab. Außerdem bewirkt ein hoher Konsum von Fruchtzucker einen Anstieg der Harnsäure und kann eine Fettleber mitverursachen. Schon ein großes Glas Saft enthält mehr Früchte in konzentrierter Form, als Sie in natürlicher Form auf einmal verzehren würden. Doch Nährstoff-, Ballaststoff- und Wassergehalt sind im Vergleich zu frischem Obst gering.

Auch **Limonaden oder Cola** sind als Durstlöscher nicht geeignet. Alle gezuckerten Getränke sind wie Süßigkeiten, die Sie sich nur hin und wieder genehmigen sollten. Diese Zuckerbomben sind frei von lebenswichtigen Nährstoffen oder gesunden Begleitstoffen, machen nicht satt und treiben den Blutzucker- und Insulinspiegel in die Höhe.

Milch und Trinkjoghurts fallen ebenfalls nicht in die Rubrik Durstlöscher. Es handelt sich per Definition um ein Lebensmittel, also quasi Essen.

Wenn Sie Ihr Gewicht halten wollen oder abnehmen möchten, sollten Sie abends zum Essen **kalorienfreie Getränke** wie Wasser oder Tee trinken. Wenn Sie es damit nicht so eilig haben, können Sie sich auch ein Glas Wein, Sekt oder Bier zum Essen gönnen. Mehr sollte es nicht sein, denn der in den Getränken enthaltene Zucker regt den Insulinausstoß an und macht schnell wieder hungrig. Bei mehr als 200 Milliliter Wein oder 300 Milliliter Bier führt die höhere Menge an Alkohol zu einer Belastung der Leber.

Nehmen Sie sich ein paar Minuten Zeit und machen Sie sich einen Essensplan für die Woche oder zumindest für die nächsten drei Tage. Was essen Sie gerne? Stöbern Sie in Kochbüchern oder im Internet. Werfen Sie einen Blick auf Ihre Vorräte. Was ist frisch und muss aufgebraucht werden? Überlegen Sie: Welche Gemüse und Früchte haben gerade Saison? Und dann: Einkaufszettel schreiben! Ein Großeinkauf ist insbesondere für Familien eine praktische Angelegenheit, sollte aber nur die Produkte betreffen, die in den Vorrat gehören und länger haltbar sind. Für frische Zutaten lieber öfter einen Kurzeinkauf unternehmen.

Sammeln: Schreiben Sie den Einkaufszettel nicht erst kurz vor dem Einkauf. Hängen Sie eine Liste an den Kühlschrank, so können Sie die ganze Woche über aufschreiben, was fehlt.

Gehen Sie nicht hungrig zum Einkaufen! Denn dabei landet manches Überflüssige und vor allem Unnötige im Korb. Wenn ich hungrig einkaufen gehe, dann darf keiner ein Foto von meinem Einkaufswagen machen. Wird außerdem teuer!

Sie sollten beim Einkaufen die Produkte, also das, was drin ist, sehen können. Bunte Verpackungen sind dabei hinderlich. Und wenn es denn Verpacktes sein muss, dann bitte die **Etiketten lesen** und überlegen, ob Sie das, was in der Packung steckt, wirklich essen wollen. Manchmal hilft es, sich zu fragen: Brauche ich das wirklich? Also wirklich wirklich?!

Nicht nur auf den Preis schauen. Wir Deutschen geben ja gerne Geld aus für ein tolles Auto oder einen Riesenfernseher. Bei dem, was wir uns in den Mund stecken, knapsen wir aber gerne. Wir möchten beim Essen in erster Linie Schnäppchen machen. Das Blöde daran: Wenn wir immer nur auf den Preis schauen, fördern wir zum Beispiel die Massentierhaltung, weil nur dieses Fleisch richtig billig zu haben ist. Wir unterstützen zudem vor allem die Großkonzerne im Lebensmittelhandel und so gibt es immer weniger Vielfalt, weniger Arbeitsplätze und weniger kleiner, mittelständische und Familienbetriebe, die sich um gute Arbeitsbedingungen bemühen. Und wir fördern die Armut in den ärmeren Anbauländern der Welt. Ich entschuldige mich an dieser Stelle, dass ich Ihnen ein derart schlechtes Gewissen mache. Denken wir also mal nur an uns. Wenn wir bei Lebensmitteln übermäßig sparen, verzichten wir auf Genuss und Geschmack. Also: Lieber mal ein paar Cent mehr ausgeben für naturbelassene Qualitätslebensmittel.

Ich stelle mir manchmal bildlich vor, durch wie viele Fabriken die Nahrungsmittel, die am Ende die Fertigpizza ausmachen, gegangen sind. Und dann denke ich an meine Oma, die schon damals gesagt hat: »Je öfter jemand dein Essen vor dir angepackt und verarbeitet hat, desto schlechter ist es für dich.« Schlaue Frau!

Saisonal geerntetes Gemüse und Obst hat die beste Ökobilanz, den höchsten Nährstoffgehalt und den besten Geschmack. Das hat auch meine Oma immer schon gesagt, nur in einfacheren Worten: »Johannes, wir essen das, was uns die Jahreszeit hergibt.« Viele wertvolle Pflanzenstoffe verlieren ihre gesundheitsfördernde Wirkung aber, wenn sie zu lange im Licht liegen. Essen Sie deshalb frisches Obst und Gemüse so rasch wie möglich und lagern Sie es dunkel oder im Kühlschrank.

Kaufen Sie möglichst **nur voll ausgereiftes Obst und Gemüse**. Reife Früchte geben auf Fingerdruck meist leicht nach und riechen gut. Manche Arten können nach der Ernte zwar noch nachreifen, andere nicht.

Nachreifen können: Äpfel, Aprikosen, Avocados, Bananen, Birnen, Kiwis, Nektarinen, Pfirsiche, Pflaumen, Tomaten, Wassermelonen.

Nicht nachreifen können: Ananas, Brombeeren, Erdbeeren, Gurken, Himbeeren, Kirschen, Mandarinen, Orangen, Trauben, Zitronen.

Kaufen Sie bei Obst und Gemüse nicht immer das Gleiche, sondern das, was Ihnen qualitativ am besten erscheint. Probieren Sie doch statt der typischen Lieblingsgemüse des Deutschen (Tomaten, Gurke … laaaangweilig) einmal Fenchel, Radieschen und frischen Blattspinat.

Bei Zitrusfrüchten sind **Bio-Produkte** empfehlenswert, da ihre Schale unbehandelt ist. Die Früchte vor der Verwendung gründlich abspülen. Der Hinweis »Nach der Ernte unbehandelt« trügt häufig, da die Spritzmittel meist direkt vor dem Pflücken eingesetzt werden.

Nicht so sehr aufs Aussehen achten. Je glänzender der Apfel, desto wahrscheinlicher wurde er mit Pflanzenschutzmitteln behandelt. Auch die Größe oder die Handelsklasse ist egal: Gerade kleine Früchte sind oft viel geschmackvoller.

Lassen Sie gelblichen Brokkoli oder welken Spinat links liegen. Im Zweifelsfall ist hier **tiefgefrorenes Gemüse** besser. Es wird immer erntefrisch verarbeitet, der Vitamingehalt ist höher und der Geschmack besser als bei Ware, die lange gelagert wurde. Manchmal lohnt sich übrigens auch der Griff zur Konserve, zum Beispiel bei Tomaten: Durch die Hitzebehandlung behalten die reifen Früchte ihre Inhaltsstoffe. Doch schauen Sie bei Konserven bitte immer aufs Etikett, damit kein Zucker mit drin ist.

Mariniertes Fleisch ist nicht empfehlenswert, da man nicht mehr am Geruch erkennt, ob es frisch ist. Manchmal sind auch die Datumsangaben unkorrekt, da lediglich der Zeitpunkt der Wiederverpackung aufgedruckt wird.

Fisch und Meeresfrüchte verderben besonders schnell. Im Zweifel sollten Sie gefrorene Produkte kaufen, da diese fast immer kurz nach dem Fang gefrostet werden. Fisch sollte aus nachhaltigem Fischfang stammen. Hilfreich beim Einkauf ist das ASC- (Aquaculture Stewardship Council) oder MSC-Siegel (Marine Stewardship Council), die für hohe Umwelt- und Sozialstandards bei der Fischzucht stehen. Bei Ökofisch oder Follow Fish gelten noch strengere Anforderungen an Platz, Futter und Umweltbedingungen. Fisch aus heimischer ökologischer Teichwirtschaft oder aus Öko-Aquakulturen scheint für viele Fischarten eine nachhaltige Lösung zu sein. Und immer daran denken: Frischer Fisch riecht nicht nach Fisch!

Fleisch und Geflügel sollten aus **artgerechter Tierhaltung** stammen. Am besten kaufen Sie es bei einem Metzger Ihres Vertrauens.

Hier mal was für alle, die sich das immer schon gefragt haben. Ja, Eierkartons dürfen Sie öffnen, damit Sie sehen können, ob ein Ei zerbrochen ist. Kaufen Sie außerdem nur Eier, die einen gut sichtbaren Stempelcode tragen (0 steht für Bio, 1 für Freiland, 2 für Bodenhaltung, 3 für Kleingruppenhaltung). Ob weiß oder braun ist egal, die Farbe der Eier ist immer genetisch bedingt. Bevorzugen Sie den Hühnern und dem guten Geschmack zuliebe **Eier aus ökologischer Erzeugung** oder Freilandhaltung! Achten Sie außerdem auf das Mindesthaltbarkeitsdatum.

Industriebrot und -gebäcke stecken voller Zusatzstoffe, künstlicher Backtriebmittel und Aromen. Holen Sie Ihr **Brot deshalb lieber vom Bäcker um die Ecke oder backen Sie selbs**t.

Zu **Fertigprodukten** kann ich nur sagen, dass die Nahrungsmittelindustrie viel Mühe darauf verwendet, diese Produkte meist mithilfe von Zusatzstoffen so hinzubekommen, dass sie zum einen möglichst lange haltbar sind und zum anderen eine Gewöhnung stattfindet. Der Verbraucher soll sich anschließend nicht mehr mit einer frischen, selbst zubereiteten Pizza zufriedengeben, sondern nur noch mit der Fertigpizza, die immer gleich schmeckt.

Aber: Nur frische Produkte beinhalten keine unerwünschten Zusatzstoffe! Vitamine und Mineralstoffe sind bei Fertigfood teilweise künstlich zugesetzt, da sie bei der Produktion verloren gehen. Nicht zuletzt steckt in Fertigmahlzeiten oft jede Menge Fett und Zucker und ihr Gehalt an Gemüse und Obst ist im Vergleich dazu eher gering, was sie zu Dickmachern macht. Fertiggerichte enthalten außerdem oft zu viel Salz und können so der Gesundheit schaden. Nicht selten steckt schon in einem Tellergericht die empfohlene Tagesmenge an Salz. Noch zwei weitere Minuspunkte: Fertiggerichte, also »Packung aufreißen, aufwärmen, essen« verursachen jede Menge Verpackungsmüll und sie verleiten zu einer einseitigen und eintönigen Ernährungsweise. In den meisten Fällen sind sie auch noch teurer als frische Produkte. Wenn es trotzdem mal schnell gehen soll, setzen Sie hier lieber auch auf Qualität und verwenden Sie Produkte von Köchen oder darauf spezialisierten Feinkostläden.

Laborfleisch, auch In-vitro-Fleisch oder Clean Meat genannt: Gut, bevor die Fleischbällchen und Steaks aus dem Reagenzglas in die Kühltheken geräumt werden, müssen Marketingexperten noch eine Schippe drauflegen, damit man auch Lust darauf bekommt, sie zu essen. Der Hintergrund ist klar: Die Fleischproduktion – also Massentierhaltung –, wie wir sie bisher kannten, schadet Umwelt und Klima massiv. Es werden dafür viele Tiere gequält, Regenwälder gerodet und es wird massenweise Wasser verbraucht. Wir fressen unseren Planeten in den Abgrund. Deshalb beschäftigen sich Forscher aus den USA, den Niederlanden und Israel seit einigen Jahren mit dem sogenannten In-vitro-Fleisch (übersetzt: Im-Glas-Fleisch, also im Glas gezüchtetes Fleisch, nicht eingelegtes Fleisch). Dafür werden einem lebenden Tier mit einem Knipser Muskelstammzellen entnommen. Die Zellen kommen in eine Petrischale mit einer Nährlösung und hier vermehren sie sich und es entwickeln sich Muskelzellen, die zu Muskelfasern zusammenwachsen. So soll ein Produkt entstehen, das in Struktur, Geschmack und Kocheigenschaften nicht vom Original zu unterschieden ist.

Lupinenprodukte: 2014 erhielt ein Forscherteam des Fraunhofer-Instituts in Freising den Deutschen Zukunftspreis. Das Team hatte ein Verfahren ermöglicht, das eine breite Verwendung von Lupinen in der Lebensmittelproduktion möglich macht. Die Pflanze, die in keinem Bauerngarten fehlt, entwickelt bohnenartige Samen, die extrem eiweißreich sind. Aufgrund ihres unangenehmen Eigengeschmacks wurden sie bislang vor allem als Tierfutter eingesetzt. Den Forschern gelang es nun, die chemischen Verbindungen, die das bittere und bohnenartige Aroma ausmachen, zu isolieren. Heute findet man in gut sortierten Supermärkten verschiedene aus Lupinen hergestellte Produkte, zum Beispiel Drinks, Frischkäse, Aufstriche, Joghurts, Eis und Fleischersatzprodukte.

Algen: In Asien stehen sie seit 2500 Jahren auf dem Speiseplan, allein in China isst man um die 70 verschiedene Algenarten. Entsprechend unterschiedlich sind auch die Geschmacksrichtungen. Da gibt es welche, die geschmacklich an Sauerampfer erinnern, andere an Speck, wieder andere schmecken sehr herzhaft (umami) oder nach Salat. Doch auch in der Form unterscheiden sie sich: Riementang beispielsweise punktet als pflanzliche Pasta-Alternative. Wer schon mal Sushi gegessen hat, kennt zumindest Norialgen, die zum Wickeln der Rollen genutzt werden. Insgesamt schätzt man, dass es 400 000 verschiedene Algenarten gibt. Ihr Proteingehalt ist mit dem von Eiern vergleichbar, und das bei 0,0 Prozent Fettanteil und noch einer Menge Zusatznährstoffe im Gepäck. Gleichzeitig sind Algen eine Art Superpflanze, denn sie wachsen zehnmal schneller als anderes Grün und wandeln dreimal mehr CO_2 um als andere Nutzpflanzen.

Quallenchips: Jeder, der an der Ostsee- oder Nordseeküste schon mal mit einer Qualle zusammengeschwappt ist, kennt ihre Konsistenz: schleimig, wabbelig, eklig. Im schlimmsten Fall hat man den Kontakt mit der Qualle in »brennender« Erinnerung. Unerschrockene Gastrophysiker aus Dänemark forschen seit einiger Zeit, ob Quallen ein geeignetes Zukunftsnahrungsmittel sein könnten. Die Meerestiere bestehen fast zu 98 Prozent aus Wasser, sind zucker- und fettfrei. Kochen entfällt, da die Quallen sich dabei einfach auflösen. Wenn man sie aber in einem besonderen Verfahren trocknet – die Forscher entzogen das Wasser mithilfe von Alkohol –, entstehen Quallenchips. Frittiert werden sie noch knuspriger.

Insekten: 2 Milliarden Menschen essen täglich oder häufiger Insekten, meistens in tropischen Ländern. Aber auch bei uns gab es lange Zeit Maikäfer für den proteinreichen Snack zwischendurch. In Deutschland, Luxemburg und Frankreich aß man diese Käfer bis ins 20. Jahrhundert. Rund 2000 essbare Insektenarten sind heute bekannt, darunter Wasserkäfer in China, Heuschrecken in Mexiko oder Mopane-Raupen in Botswana. Ob sich Käfer, Maden und Grillen allerdings tatsächlich als Nahrung für alle eignen, ist fraglich. Schon heute sind wild gesammelte Arten in intensiv bewirtschafteten Gegenden wie etwa in Thailand seltener und damit teurer geworden. Und auch die Grillen aus Zuchtfarmen sind aufgrund des benötigten Futters kostspielig, zudem ist die Zucht wenig nachhaltig.

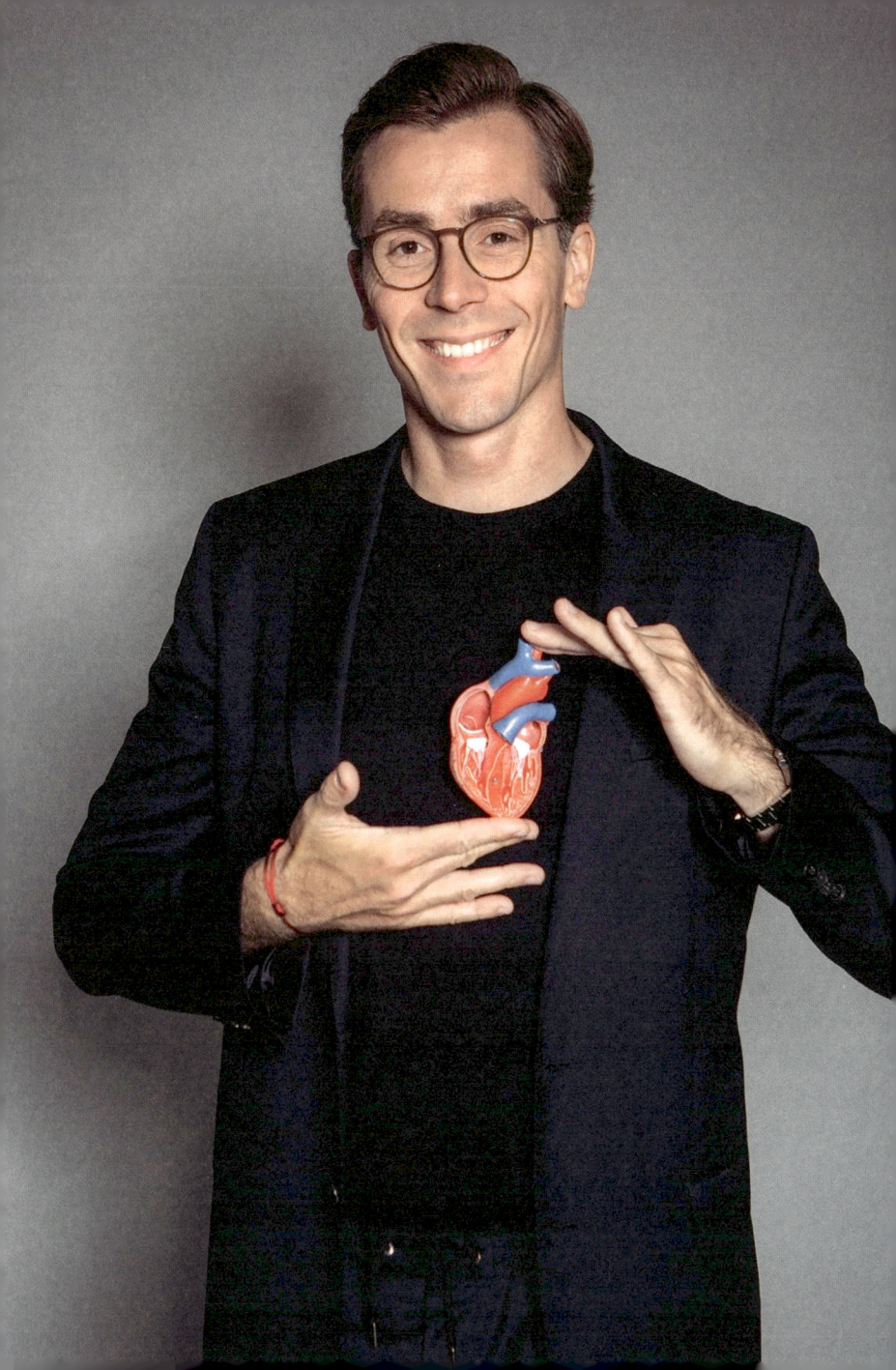

STRESS

Der Friseur hat selbst den schlechtesten Haarschnitt und beim Klempner zu Hause tropft es unter der Spüle. Sie merken, wohin die Reise geht... In meiner Zeit in der Notaufnahme und in den Kliniken war der Alltag, sagen wir, nicht unbedingt langweilig. Ich wollte, so wie meine Kollegen, den Menschen, die zu uns kamen, die bestmögliche Versorgung bieten. Daneben hatte ich angefangen Videos zu drehen, in denen ich Medizin in einfachen und einprägsamen Worten erklärt habe. Das ging nur in der Freizeit. Auf einmal liefen die Videos so gut, dass ich zu Kongressen eingeladen wurde, das Fernsehen permanent auf der Matte stand und ich den Vertrag für mein erstes Buch unterschrieb. Und plötzlich habe ich die Nachtdienste nicht mehr gemacht, weil ich sie so gerne machte, sondern weil ich die Zeit tagsüber brauchte, um alle Anfragen zu bedienen und meine Überzeugung von einer modernen Medizin, in der es um den Menschen geht, voranzutreiben. Der Stress bestand aber nicht nur darin, tagsüber schnell hier ein Interview und da einen TV-Auftritt zu absolvieren, danach mit Glück noch zwei Stunden zu schlafen und dann ab in die Nachtschicht, sondern aus den Anforderungen, die ich an mich selbst hatte. Ich wollte nicht der sein, der sich um eine unangenehme Wochenendschicht drückt, der fachlich den anderen hinterherhinkt, und ich wollte für meine Familie und meine Freunde da sein.

Wenn man die Lebenskerze aber von beiden Seiten anzündet, dann geht das nicht ewig gut. Ich habe gemerkt, wie ich an Dingen, die mir vorher Freude bereitet hatten, den Spaß verlor, wie ich ein immer dickeres Bäuchlein bekam, während die Arme immer dünner wurden und meine Nerven, sagen wir, leicht angespannt waren.

Ich brenne für mein Anliegen, den Menschen Medizin näher zu bringen, und ich bin stolz, wenn ich ein Buch fertig schreibe, obwohl parallel Dreharbeiten sind. Aber ich habe auch verstanden, wo meine Grenzen sind. Das meiste, was hier in diesem Kapitel zu Stress steht, betrifft auch mich selbst. All das, was zu viel Stress mit einem macht, aber eben auch das, was man selbst machen kann, um den Stress in den Griff zu bekommen. Gehen wir es gemeinsam an!

WER MACHT HIER STRESS?

Roter Kopf, schneller Puls, flacher Atem und das Gefühl, dass hier gerade etwas total schiefläuft und man es irgendwie nicht im Griff hat. Oder man ruft »Hilfe!« – aber eben nicht laut, sondern ganz leise, nur zu sich selbst, innerlich. Gestatten, Stress. Jeder von uns kennt ihn persönlich und auch aus den Erzählungen von Freunden, Kollegen, Familienmitgliedern ... eigentlich von allen um uns herum. Wer sich nicht über Stress beklagt, wird misstrauisch beäugt oder ist tatsächlich noch ein ganz, ganz kleines Kind, das am liebsten bei der Oma im Garten unter dem Birnbaum spielt. Stress gehört – für alle Menschen spätestens ab der Einschulung, also dann leider doch auch für die ganz Kleinen mit Ganztagsschule, Fußball, Rasenhockey, Schwimmen, Kinderyoga, Ballett, musikalischer Früherziehung und Chinesisch für Anfänger – einfach dazu.

Dabei ist Stress nicht für alle Menschen gleich. Warum, wann und wie stark wir ihn empfinden, ist bei jedem anders. Jeder Mensch erlebt etwas anderes als stressig und jeder reagiert anders auf potenziell stressige Situationen. Der eine bekommt schon Herzrasen, wenn er ein paar Leutchen im kleinen Kreis etwas erklären soll, was er eigentlich sehr gut kann. Der andere blüht geradezu auf, wenn er 50 Gäste auf einer Party bespaßen kann. Die eine kann abends kaum einschlafen, weil es ihr vor dem nächsten Arbeitstag graut, die andere läuft zur Hochform auf, wenn sie zwei Telefone bedient und gleichzeitig 70 Mails bearbeitet.

Gleich ist jedoch bei allen, was sich bei Stress im Körper tut: Die Stresshormone Adrenalin und Noradrenalin werden freigesetzt, der Körper gerät in Alarmbereitschaft. Bestimmte Funktionen im Körper werden heruntergefahren, andere laufen zur Hochform auf. Das Ergebnis: Wir sind maximal aufmerksam und angespannt, um die Herausforderung, wie immer sie aussieht, besser bewältigen zu können.

Eigentlich ist dieses Programm großartig und seit es uns und auch unsere Menschenvorläufer gibt, hat es eine Riesenbedeutung in unserem Leben und auch für die gesamte Art. Stress dient grundsätzlich erst einmal als körpereigenes Doping, also zur Verbesserung unserer Leistungsfähigkeit, und hilft uns, mit bedrohlichen, kniffligen oder anstrengenden Situationen zurechtzukommen. Erst wenn dieser Zustand zu lange andauert und wir nicht mehr wissen, wie wir alles wuppen sollen, dann kann sich das auch negativ auf unsere Gesundheit auswirken. Heute weiß man aus unzähligen Untersuchungen, dass dauerhaft anhaltender Stress die Anfälligkeit für körperliche und psychische Erkrankungen erhöht. Die Gefahr, beispielsweise einen Herzinfarkt zu erleiden, ist unter Dauerstress deutlich größer. Und so ein Herzinfarkt kann das Leben schnell beenden.

Während manche Menschen nach dem Stress wieder relativ schnell runterkommen, brauchen andere Stunden, um sich zu entspannen. Es ist zudem tagesformabhängig, wie schnell man zur Ruhe kommt. Oft läuft das Gedankenkarussell von Hätte-hätte-Fahrradkette munter weiter, obwohl wir uns nach ein wenig Entspannung sehnen. Auch hier sind wir alle wieder unterschiedlich: Der eine läuft eine Runde um den Block, der andere lenkt sich mit einer neuen Netflix-Serie ab und noch ein anderer setzt sich hin und meditiert zehn Minuten oder zählt einfach seine Atemzüge. Wie man mit Stress klarkommt, dazu gibt es massenweise Ratschläge und Tipps. Ein paar wirklich gute für die Akuthilfe und zur Vorbeugung finden Sie weiter hinten in diesem Kapitel. Vorher gibt es noch ein paar Fakten, lassen Sie sich davon aber nicht stressen …

Also: Fast neun von zehn Deutschen fühlen sich gestresst von ihrer Arbeit. Das hat eine bundesweite Studie der pronova BKK zum »Betrieblichen Gesundheitsmanagement 2018« gezeigt. Das sind fast alle, die arbeiten. Daran kann man sehen, welche äußeren Einflüsse uns stressen können. Es gibt aber auch jede Menge selbst gemachten Stress, weil man sich zum Beispiel ständig Druck macht, katastrophisiert (schönes Wort, das man der besten Freundin an den Kopf werfen kann, wenn sie mal wieder etwas übertreibt), weil man Perfektionist ist, ständig über die eigenen Leistungsgrenzen geht, viel zu wenig Pausen macht oder nicht Nein sagen kann.

Und dann ist Stress auch noch eine Sache der Einstellung und hat viel mit unserer eigenen Haltung zu tun und dem, wie wir als eine bedrohliche oder knifflige Situation einschätzen.

Die meisten Menschen wissen genau, was sie fertigmacht: Die Anforderungen in der Arbeit werden zum Beispiel immer komplexer, die Zeitpläne immer knapper, man schafft die Sachen nicht (mehr) so perfekt, wie man es gerne hätte. Und dann sind da zu viele Termine in der Freizeit,

Ärger zu Hause, weil man zu viel Zeit mit der Arbeit verbringt, Ärger in der Arbeit, weil man nicht die Wochenenden durcharbeitet (Hello Teufelskreis!), Ärger mit sich selbst, weil man bei alledem das Gefühl hat, ständig zu kurz zu kommen. Hinzu kommt ein täglicher Tsunami an Informationen über schreckliche, banale, wichtige, unwichtige und rätselhafte Dinge und das Gefühl, dass man es einfach nicht mehr im Griff hat, dass man die Dinge immer weniger selbst beeinflussen kann.

Tatsächlich scheint es kaum mehr einen Lebensbereich zu geben, der nicht mit Stress in Verbindung gebracht wird. Die gute Nachricht vorab: Sollten Sie zu diesen Leuten gehören, die wissen, was sie alles stresst, dann haben Sie schon einen ersten großen Schritt hin zu einem gesünderen Stresslevel getan. Wenn Sie aber nicht wissen, warum Sie sich immer wieder genervt, erschöpft und überlastet fühlen, dann sollten Sie mal ein paar Minuten tief durchatmen, dann einen Schritt zur Seite treten und hinter die Bühne blicken. Denn nicht immer sind es die offensichtlichen Dinge, die uns so stressen. Vielleicht haben Sie irgendwann mal mit dem Joggen begonnen und wollen nach dem 7-Kilometer-Marathon jetzt den »richtigen« laufen. Dafür müssen Sie aber viele Stunden in der Woche trainieren und die haben Sie nicht, weil Sie auch noch einem Beruf nachgehen. Ganz davon abgesehen, dass Marathonlaufen nicht unbedingt in die Kategorie Gesundheitssport gehört, entwickelt sich aus einer sportlichen Herausforderung, die eigentlich Spaß machen sollte, eine Riesenlast. Oder Sie haben Anfang des Jahres angeboten, im Kindergarten Ihrer Tochter jedes Wochenende ehrenamtlich zu putzen oder im Fußballverein den Kassenwart zu machen, krabbeln an den Werktagen aber abends immer auf allen vieren durch die Haustür und freuen sich, wenn Sie am Wochenende einfach nur auf der Couch rumhängen, mit Ihrer Tochter mal ein Bilderbuch durchblättern oder eine Runde ums Feld walken können. Und dann gibt es noch Mitmenschen, die, sagen wir, für negative Energie sorgen, wenn sie mit Ihnen zusammentreffen. Das kann der Nachbar sein, der seinen neuen Laubbläser bei allen trockenen Wetterlagen anwirft, oder die zweitbeste Freundin Ihrer Frau, die gerade ihre siebte Trennung hinter sich hat und Sie an allen Phasen intensiv teilhaben lässt. Hier ist es schwieriger, sich abzugrenzen, weil es ins Persönliche geht. Aber eines wird klar: Stress ist immer ein Alarmsignal, das uns darauf hinweist, dass wir uns in bestimmten Situationen neu ausrichten sollen, dass wir unsere Bedürfnisse ernst nehmen und uns selbst mal genauer anschauen sollen: Was will ich und was brauche ich?

Es gibt verschiedene Möglichkeiten, Stressauslöser zu kategorisieren. Eine davon ist die Einteilung in diese drei Gruppen:

◇ *Katastrophale Stressoren:* Das sind tiefgreifende und länger andauernde Ereignisse wie etwa Krieg, Verfolgung, eine Seuche oder eine Naturkatastrophe.

◇ *Persönliche Stressoren:* Sehr belastende Ereignisse (man nennt sie fachsprachlich englisch *live events*) können bei jedem von uns auftreten. Dazu zählen sowohl schlimme als auch wundervolle Ereignisse, beispielsweise eine schwere Erkrankung, die Geburt eines Kindes, die Hochzeit, ein neuer Job oder der Verlust von Angehörigen und/oder guten Freunden.

◇ *Hintergrund-Stressoren:* Dabei handelt es sich um eher kleinere Ereignisse oder Unangenehmes, das immer mal wieder oder auch regelmäßig auftritt (man nennt sie *daily hassles,* auf Deutsch »tägliche Hetze«). Dazu zählen Ärger im Job, Unzufriedenheit mit der Position, Spannungen unter den Kollegen oder Nachbarn, Lärm, Klima, Verkehrsstau, Wartezeiten, Sorgen, Kritik, Langeweile, Schulden oder auch Probleme in der Beziehung.

Eine weitere Möglichkeit ist die Einteilung in:

◇ *Innere Stressoren:* Diese liegen in der Erziehung oder im Wesen eines Menschen begründet. Sie lassen uns eine Situation oder andere Menschen auf eine ganz bestimmte Art und Weise wahrnehmen. Hier spielen dann hohe Ansprüche oder Erwartungen eine Rolle, unerfüllte Sehnsüchte, geringe Belastbarkeit und auch Perfektionismus.

◇ *Psychisch-mentale Stressoren:* Hierzu zählen psychische Belastungen, wie Über- oder Unterforderung, unklare Zielvorgaben im Job, Leistungsdruck, Zeitdruck, Konkurrenzdruck, Reizüberflutung.

◇ *Soziale Stressoren:* Das sind zum Beispiel Mobbing, isoliertes Arbeiten, das Gefühl von Einsamkeit, negatives Betriebsklima, belastende Arbeitszeiten, familiäre Konflikte, sich in einer Außenseiterrolle zu befinden.

TOP 10 DER STRESSAUSLÖSER

Was stresst Deutschland? Das Meinungsforschungsinstitut Forsa hat 2016 mehr als 1000 deutschsprachige Personen zu ihrer Stressbelastung befragt und ich bin mir ganz sicher, dass Sie sich in dem ein oder anderen Punkt wiederfinden. Sie sind also nicht allein. Im Alltag belastet demnach am meisten …

Top 1: Arbeit. Über die Hälfte aller Männer (54 Prozent) nennen ihren Job als Hauptstressquelle.

Top 2: Hohe Ansprüche an sich selbst. Knapp die Hälfte der Frauen benennen ihren Perfektionismus als schlimmste Stressquelle (48 Prozent).

Top 3: Zu viele Termine in der Freizeit. Ein Drittel der Befragten hat auch nach der Arbeit und am Wochenende Druck.

Top 4: Teilnahme am Straßenverkehr. Erst ein Stau, dann fährt der Idiot hinter einem so dicht auf: Für 30 Prozent ist so etwas der reinste Stress.

Top 5: Ständige Erreichbarkeit. Anrufe, SMS, WhatsApp-Nachrichten. Das nervt Männer wesentlich häufiger (34 Prozent) als Frauen (23 Prozent).

Top 6: Schwere Krankheit eines nahestehenden Menschen. Ein Viertel der Befragten nimmt das emotional stark mit.

Top 7: Konflikte mit Nahestehenden. An Frauen nagen diese weitaus mehr (30 Prozent) als an Männern (17 Prozent).

Top 8: Haushalt. Er belastet Frauen (28 Prozent) mehr als Männer (18 Prozent).

Top 9: Kindererziehung. Frauen stresst das mehr (24 Prozent) als Männer (14 Prozent).

Top 10: Finanzielle Sorgen. Fast jedem Fünften macht Geldmangel zu schaffen.

NEU IM ANGEBOT: FOMO

Gestatten, die erste Social-Media-Krankheit und echt stressig: »Fear of missing out« (abgekürzt: FOMO) heißt die Angst, etwas zu verpassen. 2018 kürte die New York Times das neue Stresssyndrom der Generation Z zum Sommertrend. In einer 2018 veröffentlichten US-amerikanischen Studie gaben 95 Prozent der Erstsemester an einem US-College an, dass sie extrem gestresst seien durch die Unmenge an Möglichkeiten, die sie nicht wahrnehmen könnten: in der Ausbildung, im Job, in der Partnerwahl, in der Freizeitgestaltung. Seit wir durch die digitalen Medien und Kommunikationsmittel zeitgleich am Leben sehr vieler Leute teilnehmen können, stresst uns die Sorge, etwas zu verpassen, und quält uns die Frage, ob das eigene Leben nicht furchtbar langweilig ist.

Tatsächlich wird durch das permanente Streamen von – meist hochglanzpolierten – Fotos und Videos bei Instagram, tiktok, Facebook und Co. auf dem Smartphone die eigene Welt schnell schal und leer, vor allem, wenn man generell ziemlich unzufrieden mit seinem Leben ist. Dort, wo man selbst gerade ist, ist es auf jeden Fall nicht so spannend wie um die Ecke oder auf der anderen Party oder in dem anderen Film. Das ist quasi das Gefühl wie damals bei den Silvesterpartys – die, auf der man nicht war, war bestimmt viel cooler. Und jetzt stellen Sie sich vor, dieses Gefühl jeden Tag zu haben.

Dieses ständige Vergleichen anhand der Social-Media-Kanäle führt zu Stresssymptomen, wie innere Unruhe und das Unvermögen, das eigene Leben zu genießen. Man ist immer einen Klick davon entfernt, das Optimale zu erleben, und ist am Ende nur frustriert.

Folgende Symptome sind typisch für FOMO:
◇ Sie sind völlig fertig und genervt, wenn Sie irgendwo nicht dabei sind, wo andere Menschen Spaß haben.
◇ Es macht Sie nervös, wenn Sie nicht wissen, was Ihre Freunde gerade so machen.
◇ Sie vergleichen Ihr Leben mit dem von anderen Leuten und machen sich Sorgen, dass Ihres langweilig und banal ist.

◇ Wenn Sie dann mal etwas unternehmen, überlegen Sie sofort, wo Sie Ihr Abendessen, die Shoppingrunde oder die Reise durch den Schwarzwald teilen werden.

◇ Sie sind ständig in sozialen Netzwerken unterwegs, auch beim Essen, in Gesellschaft oder beim Autofahren.

◇ Sie können sich kaum auf Ihre Aufgaben konzentrieren, weil Sie lieber online sein möchten.

◇ Der absolute Horror ist, wenn der Akku leer oder schlimmer noch das Smartphone kaputt ist … bei vielen sorgt der bloße Gedanke daran für Schnappatmung.

Was gegen FOMO hilft, ist übrigens JOMO: »Joy of Missing out«, also die Freude daran, etwas zu verpassen. Das geht so:

Handy und Social-Media-Konsum mal eine Weile einstellen oder runterfahren. Wenn wir nicht ständig vor Augen haben, was andere machen, beschäftigen wir uns mehr mit uns und unseren Bedürfnissen. Statt beim nächsten Event virtuell oder in echt dabei zu sein, bleibt man als JOMO-Jünger schön zu Hause und schaut Traumschiff, alle Sissi- oder wahlweise alle Star-Wars-Filme am Stück – und das ganz ohne schlechtes Gewissen. Sie genießen einfach, dass Sie es gemütlich haben, und verschwenden keinen Gedanken mehr daran, dass das Leben erst dann »richtig« ist, wenn man ständig am angeblichen Puls der Zeit fühlt.

Ja, es sieht so aus, als ob wir unzählige Möglichkeiten hätten, und scheinbar gibt es da draußen auch unzählige perfekte Leben. Wer aber JOMO pflegt, ist mit sich selbst im Reinen, weiß, dass das Leben kein Ponyhof und gerade deshalb aber auch spannend und schön ist. Und er oder sie weiß auch, dass es nicht darauf ankommt, was andere von seinem oder ihrem Leben halten, sondern nur, ob man selbst mit seinem Leben und sich selbst als Mensch zufrieden ist. Schließlich kann jeder von uns nur dieses eine Leben leben. Also Schluss mit »sollte« und »müsste«, sondern Konzentration auf die wichtigen Menschen und Tätigkeiten im eigenen Leben. Und dazu zählt auch: regelmäßig Zeit für sich selbst – zum Entspannen, Nachdenken. Und einfach mal in Ruhe alles verpassen, was sonst so los ist.

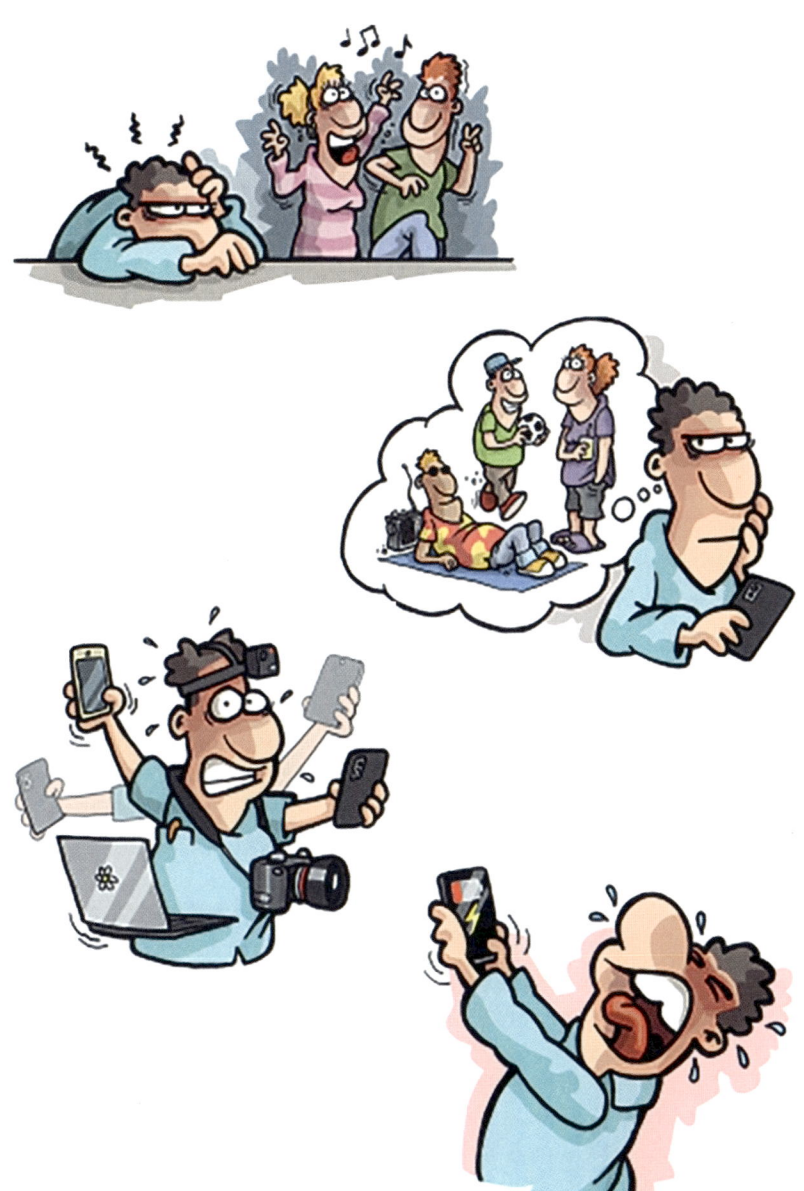

WAS IST STRESS EIGENTLICH?

Der Begriff Stress kommt aus dem Englischen, stammt aber von dem lateinischen *stringere* ab, das mit »anspannen« übersetzt wird. In der Mechanik wird damit ein Spannungszustand bezeichnet und in der Finanzwirtschaft kennt man sogenannte Stresstests, bei denen Krisen simuliert werden, um zu sehen, wie sich diese im Ernstfall auswirken könnten (funktioniert mal besser, mal weniger gut). Auf den ganz normalen Menschen bezogen, versteht man unter Stress eine erhöhte Beanspruchung oder körperliche oder seelische Belastungen. So einfach ist das! Für viele Menschen ist das Gefühl von Stress allerdings fast selbstverständlich geworden. Manche finden es sogar cool. »Du, ich bin gerade echt im Stress, ich ruf später zurück« ist so was wie das neue: »Guten Morgen. Alles gut bei dir?« Ein Burnout anzusteuern – Ausgebranntsein ist eine üble Folge von Dauerstress –, scheint erstrebenswert, denn das heißt nicht mehr und nicht weniger, als dass man bereit ist 150 Prozent zu geben, um Erfolg im Leben zu haben. Wenn man dann tatsächlich outgeburnt ist und im schlimmsten Fall alles zusammengekracht ist, die Frau oder der Mann weg, dafür die Depression da, dann spielt der ganze Hustle keine Rolle mehr. Dann helfen auch fünf Espressi auf einen Schlag nichts mehr und es spielt keine Rolle, ob man zwei Jahre durchgeschuftet hat ohne Wochenenden und ohne Ferien.

Hans Selye, der Vater der modernen Stressforschung, hat Stress vereinfacht gesagt so erklärt, dass sich der Körper hierbei an eine Belastung anpasst, auf seine Umwelt und die von innen und außen kommenden Anforderungen reagiert. Diese Belastung kann viele verschiedene Gesichter haben, wie wir gesehen haben. Und meist geht es auch gar nicht um dieses »Gesicht«, sondern in erster Linie darum, wie wir dieses wahrnehmen und bewerten. Finden Sie es entsetzlich, dass Sie morgen mit einem neuen Projekt in der Arbeit beginnen, oder freuen Sie sich darauf? Bekommen Sie einen Anfall, weil Ihr Kind selbst Pfannkuchenteig zusammengerührt hat und die Küche aussieht wie ein Saustall, oder loben Sie es für seine Eigenständigkeit und zeigen ihm, wie man danach wieder aufräumt? Jeder von uns entscheidet bei einem stressigen Ereignis für sich selbst, ob die Situation gut für einen ist oder nicht und welche psychischen Ressourcen wir zur Verfügung haben, damit wir gut damit klarkommen. Im ersten Beispiel wäre das Neugier, im zweiten Geduld und Vertrauen. Erst wenn wir eine Situation wirklich als bedrohlich einschätzen, dann werden im Körper bestimmte Mechanismen ausgelöst, die uns stark machen sollen. Dieses uralte biologische Programm hatte in Urzeiten den einfachen Zweck, unser Leben zu schützen, wenn eine Mammutherde oder ein hungriges Krokodil um die Ecke kamen. Dann hieß es: Kämpfen bis zum letzten Mann oder Beine in die Hand nehmen und fliehen, auf Englisch *fight or flight*.

Die Stressauslöser haben sich in den letzten paar tausend Jahren stark verändert. Früher waren es Hunger, wilde Tiere oder Horden erbarmungsloser Krieger, heute sind es Zeitmangel, Arbeitsprozesse in der Firma und die Ansprüche an uns selbst, daran, wie wir sein wollen (perfekt, wunderschön, brillant, witzig, dabei empathisch und ein guter Zuhörer). Doch der Körper reagiert nach wie vor mit den gleichen Mustern. Diese laufen in drei Phasen ab:

Alarmphase: Wir nehmen die Bedrohung wahr und zack, wird der Schalter im Körper umgelegt. Stresshormone werden freigesetzt und damit wird Energie in Form von Glukose aktiviert, damit unser Gehirn klar denken kann und unsere Muskeln bei Bedarf gut versorgt sind, wenn wir losrennen oder auf den Baum klettern müssen.

Widerstandsphase: Jetzt setzen wir uns mit der Situation auseinander. In einer stressigen Situation reagiert der Körper sofort. Der Verstand analysiert den aktuellen Anlass, zieht Erfahrungswerte heran, wie wir normalerweise mit der Situation umgehen, und prüft, welche Reaktion angemessen ist. Zum Beispiel: Das Telefon klingelt, Sie müssen das Kind von der Musikschule abholen und vorher noch zur Post, die macht aber in 2 Minuten zu. Oder: Sie wollen gerade eine Straße überqueren, ein Auto naht. Oder: Ihr Chef sagt, dass Ihr Projekt nun doch schon in zwei Stunden fertig sein soll und nicht morgen Mittag. Jetzt stellt sich der Körper auf die Belastung ein. Der Puls steigt an, Schweiß bricht aus, der Atem geht schneller. Was geht: Angriff oder Flucht? Lösen Sie die Situation kreativ und priorisieren Sie? Holen Sie Ihr Kind ab und der Rest bleibt liegen? Behalten Sie das Auto im Blick und flitzen über die Straße? Sagen Sie Ihrem

Chef, dass das Projekt bis morgen Mittag fertig ist (wenn er sich dann aufregt, können Sie sich immer noch überlegen, ob Sie für einen solchen Schinder noch arbeiten wollen)?

Erschöpfungsphase: Findet man keine konstruktive Lösung (Sie gehen ans Telefon und kommen zu spät zu Ihrem Kind) oder wiederholen sich die Stressoren (Sie machen ständig Überstunden), dann hält die körperliche Belastung an, die Anspannung bleibt und es kommt irgendwann zur Erschöpfung. Ab jetzt gilt Alarmstufe Rot und das meine ich ernst!! Denn nun sind Sie auch nicht mehr fähig, andere stressige Situationen zu bewältigen, weil Sie keine Energie mehr dafür haben. Das ist der Moment, in dem Stress negativ wird und zur gesundheitlichen Bedrohung werden kann.

Beachten Sie Warnsignale Ihres Körpers. Ein Burnout schleicht sich langsam an einen heran und macht sich in verschiedenen Stadien mit unterschiedlichen Anzeichen bemerkbar. Hat man anfangs noch ein schwammiges Gefühl, dass irgendetwas nicht stimmt, so stellen sich mit Zeit typische Verhaltensweisen ein, wie fast pausenloses Arbeiten, zu glauben, ohne einen läuft nichts, und gleichzeitig das Gefühl, dass man eigentlich nie mehr richtig Zeit für sich und andere hat. Hinzu kommen Ärger, Unzufriedenheit, Gereiztheit oder auch das Gefühl, ausgenutzt zu werden, zusammen mit den unterschiedlichsten Beschwerden wie Erschöpfung, Ruhelosigkeit, Niedergeschlagenheit, Depressionen und Ängste, aber auch Schlafstörungen, sexuelle Probleme, Kopf- und Rückenschmerzen, Tinnitus, Herzrasen, Magenkrämpfe etc.

Im Zweifelsfall können Sie selbst überprüfen, ob Sie gefährdet sind. Seien Sie dabei ehrlich mit sich! Hilfreich ist das Copenhagen Burnout Inventory (CBI) als Online-Test: www.therapie.de/Burnout-Test. Hier können Sie Ihr individuelles Burnout-Risiko testen. Natürlich kann und soll ein solcher Test keine fachliche Diagnose ersetzen, dazu wenden Sie sich bitte an einen Facharzt oder Therapeuten.

In stressigen Situationen, wenn wir Angst haben zu versagen, wenn wir gemobbt oder ausgegrenzt werden oder wenn wir nachts alleine durch eine Unterführung laufen, in der das Licht komisch flackert, schaltet der Körper auf den Säbelzahntigermodus um. Dabei passiert Folgendes: In dem Moment, in dem wir eine Herausforderung oder etwas Beängstigendes wahrnehmen, leiten unsere Sinne diese Botschaft an verschiedene Regionen im Gehirn weiter. Die arbeiten jetzt wie ein gut eingespieltes Nothelferteam zusammen. In einem Bereich verarbeiten wir die Situation emotional, ein anderer lässt uns klar denken und die Situation dahingehend bewerten, ob wir sie bewältigen können oder nicht und wie wir uns verhalten sollen. Und dann gibt es noch die Bereiche im Gehirn, in denen Stresshormone freigesetzt werden. Die Steuerzentrale braucht dafür nicht lange, sie entscheidet innerhalb von Millisekunden, ob die Herausforderung bedrohlich ist und ob unsere Ressourcen ausreichen, um die Situation gut zu bewältigen.

Bei unserem Erleben von Angst und Stress spielt ein entwicklungsgeschichtlich sehr alter Bereich des Gehirns eine zentrale Rolle: die Amygdala, der sogenannte Mandelkern. Dieser Bereich ist quasi älter als wir Menschen selbst und deswegen auch der Chef, wenn wir in einer stressigen Situation sind. Die Amygdala besteht aus zwei kleinen, mandelförmigen Komplexen aus Nervenzellen im Inneren des Gehirns und steuert zusammen mit anderen Regionen im Kopf unsere körperlichen und psychischen Reaktionen auf Stress. Dazu nutzt sie zwei verschiedene Wege: den kurzen Dienstweg über das sympathische Nervensystem und den langsameren über den Hypothalamus. Als mobile Einsatztruppe werden über das sympathische Nervensystem erst mal Adrenalin und in etwas geringerem Maß Noradrenalin in den Nebennieren freigesetzt. Die beiden Hormone, die man auch Katecholamine nennt, organisieren die Stressreaktion im gesamten Körper. Parallel dazu wird über den Hypothalamus Verstärkung angefordert, die nach etwa 20 bis 30 Minuten eintrifft: Es werden Botenstoffe freigesetzt, unter anderem das Corticotropin-releasing-Hormon, das auf die Hirnanhangdrüse (Hypophyse) wirkt. Die Hypophyse ist nun verantwortlich dafür, dass ein weiteres Hormon ausgeschüttet wird, das

Adrenocorticotropin, kurz ACTH. Das wiederum dockt an den Zellen der Nebennieren an und löst hier die Ausschüttung des Stresshormons Cortisol aus, das Energie in Form von Glukose bereitstellt.

So wirken die Stresshormone:
◇ Blutdruck und Puls steigen an.
◇ Der Atem beschleunigt sich, die Gefäße weiten sich, die Muskeln werden besser mit Sauerstoff versorgt und besser durchblutet.
◇ Der Muskeltonus – die Anspannung der Muskeln – steigt, was sich in Zittern, Fußwippen oder Zähneknirschen bemerkbar machen kann.
◇ In der Leber wird mehr Blutzucker freigesetzt.
◇ Das Immunsystem wird hochgefahren und das Blut gerinnt schneller, damit der Körper bei einer möglichen Verletzung schneller heilt.
◇ Grundbedürfnisse wie Hunger, Verdauung, Schlaf und Sex (ja, leider auch der Sex, wenn es richtig stressig wird) werden heruntergefahren, um Energieverschwendung zu vermeiden.

Außerdem sorgt die Amygdala dafür, dass wir uns die Stresssituation merken können. Das geschieht im Hippocampus, der wie die Amygdala Teil des limbischen Systems ist und in dem Gedächtnis gebildet wird. So erwischt es uns in Zukunft nicht mehr kalt und falls doch, läuft die Stressreaktion noch schneller ab. Verbunden ist die Amygdala auch mit unserem Stirnlappen, dem präfrontalen Cortex. Hier werden unsere Gefühle kontrolliert, indem wir nachdenken und damit unsere Emotionen entweder herunterdimmen können oder sie erst recht richtig groß werden lassen.

Oft regen wir uns nach der Stresssituation wieder ab. Auch das wird körperintern geregelt: Ist genügend Cortisol im Blut, stoppen die Nebennieren die weitere Produktion. Das parasympathische Nervensystem kommt in die Gänge, wir können uns entspannen, Ruhe im Karton.

Problematisch wird die Situation erst, wenn das sensible Gleichgewicht der Hormone gestört wird. Dann reguliert der Körper die Stressreaktion nicht mehr ordentlich herunter, die Achse aus Hypothalamus, Hypophyse und Nebennieren bleibt aktiv. Es kommt zu einem Überschuss an Cortisol im Blut und wir kommen einfach nicht herunter. Das ist der Fall bei chronischem Stress. Dann greift das Cortisol den Körper und die Psyche an.

Vorübergehender Stress macht niemandem groß etwas aus, ganz im Gegenteil: Wir können an solchen Situationen auch wachsen und viel daraus lernen. Hält der Stress allerdings über einen langen Zeitraum an und schaffen wir es nicht, Pausen zu machen, uns abzulenken und wieder aufzutanken, dann kann uns der dauernde Alarmzustand im Körper krank machen. Laut Weltgesundheitsorganisation (WHO) gilt Stress heutzutage als einer der größten Mitverursacher zahlreicher, teilweise schwerwiegender Krankheiten. Denn Dauerstress gefährdet das Hormongleichgewicht mit negativen Folgen für den gesamten Körper: Neben Schlafstörungen und Beeinträchtigungen des Denkvermögens können zum Beispiel auch Depressionen, Bluthochdruck oder Krebs daraus entstehen. Ist der Regelkreis der Stresshormone erst einmal nachhaltig gestört, kann es Monate bis Jahre dauern, bis er sich wieder normalisiert.

Chronischer, lang anhaltender Stress ohne ausreichende Entspannung führt zu einer Überlastung des Organismus. Der Körper läuft ständig auf Hochtouren, der dauerhaft hohe Adrenalin- und Cortisolspiegel im Blut stört die Regelkreise anderer Hormonsysteme. Die chronisch aktivierte Stressachse hat beispielsweise eine hemmende Wirkung auf die Produktion der Geschlechtshormone Östrogen und Testosteron. Die Folge: sexuelle Unlust bei Mann und Frau. Frauen leiden zudem unter Zyklusstörungen bis hin zu unerfülltem Kinderwunsch, denn Stress kann bei Frauen den Eisprung beeinträchtigen.

Durch die Verbindungen der Stresshormonachse mit Regelkreisen des Immunsystems wird dieses durch zu viel Cortisol geschwächt. Das begünstigt Infekte, Wundheilungsstörungen und auch Krebs. Auch hier beeinträchtigt lang andauernder Stress das Immunsystem insgesamt, Erreger haben dann leichtes Spiel. Viele Untersuchungen zeigen: Unter Dauerstress wird man schneller krank und langsamer wieder gesund. So können zum Beispiel in stressigen Zeiten Herpesbläschen auftauchen, die das Immunsystem sonst gut im Griff hat (das kennen viele von uns), Wunden heilen langsamer und sogar Impfungen wirken bei dauerhaft gestressten Menschen schlechter als bei anderen.

Auch für sogenannte Autoimmunerkrankungen scheint Stress ein wichtiger Auslöser zu sein. Darunter versteht man Krankheiten, die in Folge eines gestörten Immunsystems auftreten. Zellen der Immunabwehr greifen dabei gesunde und wichtige Zellen im Körper an und zerstören oder beschädigen diese. So können Organe nicht mehr ausreichend versorgt werden, es entstehen entzündliche Prozesse. Schwerwiegende und meist schwer behandelbare Erkrankungen können das Ergebnis sein.

Forschungen haben darüber hinaus gezeigt, dass chronischer Stress die Zellfortsätze im Hippocampus schädigen kann. Sie sind Teil der Nervenzelle und wichtig für die Aufnahme von Information. Schrumpfen sie, wirkt sich das negativ auf das Gedächtnis aus.

Chronischer Stress kann auch den präfrontalen Cortex verändern, sodass es schwieriger wird, sinnvolle Entscheidungen zu treffen.

Nicht zuletzt wirkt sich zu viel Cortisol negativ auf den Stoffwechsel aus und fördert die Einlagerung von ungesundem Bauchfett. Eine Langzeitstudie an der London Medical School hat gezeigt, dass eine dauernde emotionale Belastung eine Gewichtszunahme vor allem am Bauch begünstigt. Fazit: Wer dauergestresst ist – und das sind viele Berufstätige –, hat eine um 60 Prozent erhöhte Wahrscheinlichkeit, überflüssige Pfunde zu sammeln. Wer permanent unter Druck steht, hat kaum Zeit, vernünftig zu essen, oder entwickelt verheerende Essgewohnheiten. Unter Stress wächst der Appetit auf Süßes und Fettes, auf die kleinen, dick machenden Glückskicks. Weil dann aber der Zuckergehalt im Blut schnell wieder abfällt, entsteht Lust auf noch mehr Schokoriegel, Milchshakes, Kuchenstücke – häufig auch in Form von Heißhunger. Außerdem sorgt Cortisol dafür, dass die Körperwahrnehmung beim Essen gestört ist. Es stellt sich kein natürliches Gefühl für Sättigung und Entspannung ein. Noch dazu werden Nahrungsfette bei Stress anders verwertet und landen in den (Fett-)Reserven.

Stress ist jedoch nicht nur ein Mitverursacher vieler Erkrankungen. Er kann auch als Folge akuter oder chronischer Erkrankungen auftreten und somit die Belastungen noch erhöhen. Umso wichtiger ist es zu lernen, mit Stress besser umzugehen.

ALLES SELBST GEMACHT?

Klar, man mag sich hin und wieder ein Leben ohne Stress wünschen, wenn einem gerade mal wieder alles über den Kopf wächst. Aber ehrlich gesagt wäre unser Leben dann ganz schön langweilig. Denn Stress an und für sich ist nichts Negatives oder Schädliches, er fühlt sich im Moment nur oft unangenehm an. Es ist aber so: Ohne Stress wären wir überhaupt nicht fähig zu überleben und würden uns auch nicht weiterentwickeln. Denn aus jeder unsicheren Situation, die wir gelöst haben, und auch aus überstandenen Gefahren können wir etwas lernen, wir machen neue Erfahrungen, erwerben neue Fähigkeiten, unser Gehirn ist in dieser Zeit schließlich sehr aktiv. Außerdem wächst unser Selbstbewusstsein, je öfter wir besondere Situation meistern, und wir gehen gelassener an die nächste vergleichbare Herausforderung heran. Wäre jede Nacht in der Notaufnahme wie meine ersten Dienste gewesen, wäre ich wahrscheinlich irgendwann umgekippt. Doch nach einer gewissen Zeit habe ich Herzinfarkte, Schlaganfälle und Wiederbelebungen mit einer gewissen Routine gemeistert. Mir war dabei aber immer wichtig, menschlich voll für meine Patienten da zu sein.

ARTEN VON STRESS

Schauen wir uns nun die verschiedenen Arten von Stress einmal an und finden heraus, wie aus gutem Stress schlechter, sogenannter toxischer Stress wird.

Positiver Stress – auch als Eustress bezeichnet: Es gibt sehr schöne Situationen, die wir als stressig einschätzen. Die Herausforderungen sind dann eher kurz oder kontrollierbar oder beides. Sie wollen heute Abend Ihrem oder Ihrer Liebsten einen Heiratsantrag machen und sind davor richtig nervös; Sie haben zum 80. Geburtstag von Tante Ilse Schillers *Lied von der Glocke* auswendig gelernt und wollen das vortragen; Sie treten bei der Olympiade an und wollen heute den Weltrekord im Kugelstoßen knacken. Wenn das alles geklappt hat, haben Sie aus solchen positiv erlebten Stresssituationen für Ihr Leben gelernt. Und der Eustress hat geholfen, weil er immer eine hohe körperliche und geistige Leistungsfähigkeit bewirkt. Das Leben fühlt sich gut an und Sie fühlen sich einfach lebendig.

Auf biochemischer Ebene ist dabei Folgendes passiert: Nachdem unser Gehirn vom Adrenalin geflutet wurde und es zack, in den Turbomodus versetzt wurde, um die Unsicherheit möglichst schnell zu beseitigen, kam nach einer Weile Cortisol ins Spiel. Dieses Stresshormon entscheidet darüber, was wir aus einer stressigen Situation lernen. Haben wir eine gute Strategie gewählt (Heiratsantrag bei Sonnenuntergang, Verlobungsring im Champagner, tiefer Blick in die Augen und ein mit fester Stimme vorgetragenes Anliegen; Vortrag mit Bravour und ohne Stocken gemeistert unter den wohlwollenden Blicken von Tante Ilse und Mama: die Kugel flog und flog und flog …), fühlen wir uns gut. Jetzt geht der Cortisolspiegel wieder herunter. Abends können wir gut einschlafen und das Gehirn tut das, was es im Schlaf immer tut, wenn etwas gut gelaufen ist: Die Steuerzentrale speichert den Lösungsweg in der Tiefschlafphase im Gedächtnis ab. Ist es nicht so gut gelaufen (es regnet am Strand, Ihre Nase läuft, Ring vergessen und schlimmer noch, vergessen, was Sie fragen wollten; schon nach dem ersten Vers schwitzend und stockend verstummt unter den peinlichen Blicken von Tante Ilse und Mama; die Kugel war diesmal echt schwer), bleibt der Cortisolspiegel hoch und das Gehirn speichert nichts.

Negativer Stress – auch Disstress genannt: Bei Dauerbelastungen und Situationen, die wir nicht kontrollieren können, wird Stress toxisch und zum Gesundheitsrisiko. Das Unsicherheitsgefühl bleibt bestehen, der Cortisolspiegel bleibt erhöht, auch zu Tageszeiten, wo er normalerweise niedrig sein sollte. Die freigesetzte Energie kann nicht abgebaut werden, wir fühlen uns fertig und erschöpft. Die Leistungsfähigkeit sinkt, wir werden vergesslich, verlieren den Überblick und können uns nicht mehr gut konzentrieren. Das Gehirn hat nun einen dauerhaft erhöhten Energieverbrauch und diese Energie holt es sich aus dem Körper, genauer aus dem Bauch. Das liegt zum einen daran, dass unter Stress die Lust auf Süßes und Fettes fast übermächtig ist. Außerdem hat sich Cortisol als »Dickmacher-Hormon« einen Namen gemacht, weil es einen großen Einfluss auf den Blutzucker hat und eng mit den Hormonen Insulin und Glucagon zusammenarbeitet. Diese Verbindung ist sehr wichtig, damit wir bei Stress optimal mit Energie versorgt werden. Problematisch wird es erst, wenn der Stress anhält und der Cortisolspiegel nicht mehr sinkt. Daraus können sich eine Hyperinsulinämie, eine darauffolgende Insulinresistenz und eine vermehrte Einlagerung von Fett, besonders im Bauchraum, entwickeln. Gleichzeitig baut sich die Muskulatur ab und es kommt zu einer sogenannten Zentralisierung der Energiegewinnung. Tatsächlich werden Menschen, die unter Dauerstress leiden, um die Mitte herum immer dicker. Arme, Beine und Po dagegen werden immer dünner. Das innere Bauchfett, also das Fett, das die Bauchorgane umschließt, dient dem Gehirn als Energieaußenlager. Menschen mit einer solchen Figur haben oft schon viele Jahre Stress gehabt und leider ein erhöhtes Risiko, Herz-Kreislauf-Erkrankungen zu entwickeln. So beschreibt es der Hirnforscher und Endokrinologe Achim Peters, der in Lübeck die interdisziplinäre Forschungsgruppe »Selfish Brain« (auf Deutsch »das egoistische Gehirn«) leitet. Ich erinnere mich noch daran, wie stolz wir Medizinstudenten waren, dass so ein grandioser Forscher an unserer Universität arbeitet.

DIE ANTREIBER FÜR STRESS

Trotzdem sind wir Stress nicht (immer) hilflos ausgeliefert. Natürlich entscheidet die Tatsache, wie viel und welche Art von Stress wir erleben, darüber, wie gut wir unsere persönlichen seelischen Ressourcen und Fähigkeiten beim Lösen einer Herausforderung oder einer beängstigenden Situation einbringen können. Heute weiß man, dass die Zunahme an psychischen Leiden im letzten Jahrzehnt Ausdruck sozialer Ungleichheit struktureller Natur ist: keine Kernarbeitszeiten, befristete Arbeitsverträge, keine Planungssicherheit für die Freizeit, Chefs, die ihren Mitarbeitern ständig das Gefühl geben, ihre Arbeit sei nicht gut genug, Arbeitslosigkeit und die damit verbundenen Folgen.

Hinzu kommt, dass jeder von uns anders auf Stress reagiert: Der eine geht bei der kleinsten Gelegenheit an die Decke, der andere zieht sich unter seine Bettdecke zurück. Doch wirklich jeder hat das Zeug dazu, sich zu beruhigen und die Angst nicht noch größer werden zu lassen. Wie wir uns unter Stress fühlen, ob wir ihn eher als positiv oder negativ bewerten, hängt von unseren Gedanken ab, von Erfahrungen und Einstellungen, ob stressige Situationen uns wütend machen oder zum Angsthasen.

Wie das bei Ihnen ist, können Sie ganz einfach feststellen: Beobachten Sie sich mal aus der Vogelperspektive, wenn Sie unter Stress stehen. Schauen Sie, was dann in Ihnen abgeht, was Sie denken und fühlen. Wirklich, ganz im Ernst, versuchen Sie, alles aus sicherer Distanz von oben zu betrachten. Sie werden dabei eines merken: Ihre Gedanken und Gefühle ähneln sich, egal ob Sie in einer endlosen Warteschlange stehen, ob Sie es nicht schaffen, Ihr Projekt bis um soundsoviel Uhr fertig zu kriegen, oder ob Ihr Kind quengelt, Sie aber todmüde sind und sich mal eine halbe Stunde hinlegen wollen. Machen Sie diese Beobachtung regelmäßig und Sie lernen sich und Ihr Denken in überfordernden Situationen besser kennen. Und wenn Sie das ein paarmal gemacht haben, können Sie auch gleich mal checken, ob es eigentlich stimmt, was Sie da denken, oder ob Sie sich völlig sinnlose Gedanken machen.

Beispiel: Sie stehen morgens am Bahnhof und die S-Bahn hat mal wieder Verspätung wegen einer Oberleitungsstörung oder so ähnlich. Jetzt ballen Sie die Fäuste, schicken tausend Verwünschungen an die Stadtwerke und regen sich auf: »Was sind das bloß für Idioten und dann erhöhen sie auch noch ständig die Preise. Ich komme deswegen zu spät zur Morgenkonferenz. Jetzt müssen die ohne mich anfangen, schrecklich!« Der Blutdruck steigt, Sie fangen an zu schwitzen... Aber ändert das irgendwas daran, dass Sie jetzt hier in der der Kälte stehen? Kommt die S-Bahn deswegen schneller? Kommen Sie so auf anderen Wegen in Ihr Meeting? – Nein. Sie könnten sich auch sagen: »Na, super. Jetzt stehe ich hier. Kann ich etwas daran ändern? Nein, im Moment nicht. Und wenn ich mich aufrege, fühlt sich das Ganze nur noch schlimmer an. Also hol ich mir noch einen Kaffee, höre in der Zwischenzeit ein bisschen Musik oder erledige Telefonate. Und bei wichtigen Terminen nehme ich mal lieber zwei S-Bahnen früher.« So überstehen Sie die Situation mit deutlich weniger Stress, auch wenn sie natürlich ärgerlich bleibt.

Die schlimmsten Antreiber in unserem Stresssystem sind also immer wir selbst. Woher das kommt? Lange geübt. Wer schon von Kindheit an das Gefühl hat, immer perfekt sein zu müssen, damit ihn alle liebhaben, setzt sich unter Druck. Nur: Erstens verteilt das Leben nicht unentwegt Lobkärtchen, zweitens sind auch gute Leistungen in aller Regel gut genug. Und wenn nicht, kann man immer noch nachbessern. Diese inneren Antreiber sind oft so sehr mit uns verschmolzen, dass wir gar nicht merken, wie sehr sie uns eigentlich nerven mit ihrem ständigen »Mehr, mehr!« oder: »Das geht aber noch besser!« oder: »Wenn das nicht so wird, wie mein Chef, meine Frau, mein Mann, die Lehrerin es sich wünschen, dann passiert etwas ganz Schreckliches.« Wir wissen dann zwar nicht, wie dieses Schreckliche genau aussehen wird, sind aber sicher, dass es kommt. Genau diese Frage sollten Sie sich aber stellen, wenn es mal wieder so weit sein sollte. Was genau ist das Schlimmste, was passieren könnte, wenn ich jetzt nicht super performe?

In aller Regel haben wir Angst davor, dann nicht mehr gemocht oder geliebt zu werden, verlassen zu werden. Jeder von uns kennt solche Ängste, denn jeder von uns ist Kind gewesen und hatte schon einmal Verlassensängste. Das ist in manchen Entwicklungsphasen ganz normal und wichtig, denn das Kind lernt so, sich nach und nach auf sich selbst zu verlassen. Wird ein Kind allerdings zu früh sich selbst überlassen, ist das traumatisch. Wenn Sie das erlebt haben, kann ich sehr gut nachvollziehen, wie es Ihnen geht, glauben Sie mir. Ein Kind empfindet eine solche Situation als existenziell bedrohlich, denn es ist ja noch klein und verletzlich. Deshalb entwickeln manche Menschen schon sehr früh Strategien, um Verlassenheit und Liebesentzug zu vermeiden. Dann heißt es: Immer gute Noten haben, immer schön brav sein, vorsichtig sein, nicht streiten, bloß nicht unangenehm auffallen. Die andere Variante ist die, frühzeitig allein zurechtzukommen. Hier lautet der innere Auftrag dann: Stark sein, keine Schwäche zeigen, sich bloß nicht abhängig von anderen machen.

Solche Strategien, um frühkindliche Ängste zu bewältigen, schleppen wir dann mit bis ins Erwachsenenleben, weil wir mit ihnen ja Erfolg hatten. Wir sind unangenehmen Situationen aus dem Weg gegangen, indem wir brav, perfekt, unabhängig waren. Also haben wir die Strategien beibehalten. Dummerweise bekommen wir dann richtig Stress, wenn wir merken, dass wir damit nicht weiterkommen, und fühlen uns ohnmächtig und allein. Das wiederum hindert uns, eine kreative Lösung zu finden. All dies fasst man in der Psychologie als stressverstärkende Einstellungen zusammen. Und weil es oft gar nicht so leicht ist, solchen Einstellungen auf die Spur zu kommen, ist es in vielen Fällen von toxischem »selbst gemachtem« Stress klug, sich Hilfe bei einem Psychotherapeuten zu suchen. Im Gespräch kann man solche Muster klären und gezielt auflösen.

Manchmal hilft aber auch schon der Blick hinter den Spiegel. Überlegen Sie, ob Ihnen einige dieser Einstellungen, die ich eben beschrieben habe, bekannt vorkommen. Falls ja, überlegen Sie für sich, ob die negativen Folgen, die Sie befürchten, wirklich so schlimm wären. Oder ob es vielleicht reicht, wenn Sie nicht immer, sondern nur manchmal super performen, um den Druck mal etwas rauszunehmen. Oder ob Sie auch mal Nein sagen oder auch mal Unterstützung annehmen dürfen.

Vielleicht gehören Sie aber gar nicht zu den 40 Prozent, die ihren Stress im Alltag als so toxisch empfinden, die sich aufreiben und davon krank werden. Vielleicht gehören Sie zu den glücklichen 20 Prozent, die trotz Stress und Belastungen ein gutes Leben führen und denen es immer wieder gelingt, auftretende Unsicherheiten zu bewältigen. Bei diesen Menschen fahren die Stresshormone dann mal hoch, unangenehme Situationen werden gelöst und sie können abends gut einschlafen. Oder Sie sind Mitglied der übrigen 40 Prozent, das sind die Menschen, die sich einfach an Dauerstress gewöhnen können. Das nennt man in der Psychologie Habituation, also quasi Gewöhnung. Wenn der Chef also abends, kurz bevor Sie das Büro verlassen wollen, noch zwei Brandmails mit eiligen Anfragen schickt, dann reagieren Sie gar nicht, weil eine Antwort jetzt um kurz vor 18 Uhr ohnedies niemandem etwas nützt. Sie packen in aller Ruhe ihre Tasche, kein Puls oder Blutdruck steigen an, die Gesichtsfarbe bleibt normal, die Amygdala chillt. Sie werden die Anfragen morgen beantworten, nur keine Aufregung. Tatsächlich erleiden diese Menschen keine stressbedingten Herzinfarkte oder Schlaganfälle, allerdings verändert die Gewöhnung an den Stress den Energiestoffwechsel. Sie können ein sprichwörtlich dickes Fell entwickeln, indem sie überall am Körper zulegen. Der Bauch bleibt aber halbwegs normal, da das Cortisol nicht ansteigt.

Nicht nur beim Umgang mit Erkältungskrankheiten – Stichwort Männerschnupfen – unterscheiden sich die Geschlechter, sondern auch beim Umgang mit Stress.

Unsichere Situation betreffen bekanntermaßen Männer und Frauen gleichermaßen. Allerdings gehen sie mit Stress nicht nur unterschiedlich um, sie reagieren auch körperlich jeweils anders, wie Studien gezeigt haben. Bei einer Untersuchung an der Eberhard Karls Universität Tübingen fanden Forscher beispielsweise heraus, dass das Hormon Cortisol bei Männer in stressigen Situationen ganz anders aktiviert wurde als bei Frauen.

Dazu sollten die Probanden zuerst unter Zeitdruck Rechenaufgaben lösen. Danach wurden sie in einem virtuellen Ballspiel ständig ausgegrenzt. Das sorgte für ordentlich Sozialstress, so nennt man es, wenn man nicht mitspielen darf. Beide Geschlechter erlebten die Situationen als nervend und aufreibend, egal wie gut sie vorher beim Rechnen waren. Aber die Cortisol-Werte stiegen ausschließlich bei den männlichen Testpersonen an. Auch waren nur bei ihnen bestimmte Gehirnbereiche aktiv, die für eine erhöhte Aufmerksamkeit in brenzligen Situationen sorgen. Beide Geschlechter haben also Stress empfunden, aber ganz unterschiedlich körperlich darauf reagiert.

Darüber hinaus gibt es für Männer und Frauen offenbar verschiedene Stressauslöser: Während Männer oft beruflich unter Stress geraten, machen es sich Frauen durch selbst auferlegten Leistungsdruck schwerer. Auch das Selbstbewusstsein der Teilnehmer beeinflusste das Empfinden von Stress. Bei den Frauen, die eher weniger selbstbewusst waren, konnten die Forscher aktivere Kontroll-Areale im Gehirn beobachten, weil sie die gestellte Aufgabe unbedingt gut erfüllen wollten. Bei Männern waren eher die Bereiche aktiviert, die in Verbindung mit Selbstbezug und Emotionen stehen.

Mit einer weiteren Aufgabe versuchte man zu klären, ob es auch einen geschlechtsspezifischen Umgang mit brenzligen Situationen gibt. So forderten die Wissenschaftler die Teilnehmer an der Studie dazu auf, sich beim Erledigen bestimmter Aufgaben nicht durch negative Gefühle zu belasten. Die Kontrolle ihrer Emotionen gelang den Männern besser als den Frauen.

Als mögliche Begründung für die unterschiedlichen Reaktionen von Frauen und Männern vermuteten die Forscher, dass Männer bei Stress eher nach dem Kampf-oder-Flucht-Prinzip (*fight or flight*) handeln. Frauen probieren es lieber mit *tend and befriend* (besänftigen und beschwichtigen) und versuchen sich mit den Umständen zu arrangieren.

Trotzdem verdrängen Männer Stress meist über lange Zeit, sie unterdrücken entsprechende körperliche Warnzeichen und »halten durch«. Es kann dem Rollenbild geschuldet sein, dass es für sie schon ein Zeichen von Schwäche ist, unter Stress zu leiden. Dadurch treiben sie sich oft bis zur Grenze und darüber hinaus – mit entsprechenden Folgen für ihre Gesundheit.

Laut einer Befragung der Techniker Krankenkasse führt Stress bei Frauen öfter **zu gesundheitsschädlichen Schlafstörungen** (38 Prozent) und Erschöpfung (35 Prozent), fast doppelt so häufig wie bei Männern. Auch gaben Frauen häufiger an, ihr **Privatleben bleibe auf der Strecke.** Männer **bauen Stress ab**, indem sie häufiger zum Alkohol greifen (38 Prozent) und sich mehr mit ihren Hobbys beschäftigen. Frauen hingegen lesen deutlich häufiger und gehen spazieren, um zu entspannen. Bei Männern führt zu viel Stress auf Dauer zu Herz-Kreislauf-Problemen, typisch männliche Stressfolgen sind Herzinfarkt und Schlaganfall. Hinzu kommen Übergewicht, hoher Blutdruck sowie erhöhte Cholesterinwerte. Frauen werden durch Stress eher anfällig für psychische Erkrankungen. Eine mögliche Erklärung dafür ist, dass sich Frauen grundsätzlich mehr Gedanken über ihre Gesundheit machen.

YES, YOU CAN –
ENTSPANNUNGSTIPPS

Bei Stress macht die Menge das Gift. Dieser Spruch leitet sich von einem der ältesten Medizinsprüche überhaupt ab, der lautet: Die Dosis macht das Gift. Stehen wir immer mal wieder kurz unter Strom, aber mit regelmäßigen Pausen zur Entspannung dazwischen, stresst das unseren Körper nicht allzu sehr. Er funktioniert, mobilisiert bei Bedarf alle Kräfte und meistert die Situation. Doch nach jedem Kraftakt brauchen wir eben eine Pause. So kann sich der Körper erholen, Stresshormone werden abgebaut und wir kommen wieder zurück in einen entspannten Normalzustand. Dieser Wechsel zwischen An- und Entspannung hält Körper und Geist geschmeidig. Wenn Körper und Geist jedoch aufgrund von zu viel Stress häufiger streiken, sollten Sie sich einige Methoden zur Entspannung zu eigen machen. Die wirkungsvollsten stelle ich Ihnen hier vor.

Kaugummi kauen: Das lockert die Muskulatur und senkt dadurch den Cortisolspiegel. Manche Leute knirschen bei Stress mit den Zähnen (gerne nachts beim Schlafen), das ist auch eine Form des Stressabbaus. Wenn ein Kaugummi dazwischen ist, lockert das gleichzeitig die verspannten Kiefer. Kauen Sie Kaugummi, keine Gummibärchen, denn das entspannt zwar auch, füttert aber das Bauchfett. Und haben Sie Gnade mit dem Kaugummi, lockeres Kauen reicht, Sie müssen es nicht totbeißen.

Trinken: Bei Stress schwitzen Sie mehr, der Atem geht schneller, der Herzschlag ist erhöht, man verliert Flüssigkeit. Das ist nicht gut, denn schon ein halber Liter Flüssigkeitsmangel kann den Cortisolspiegel ansteigen lassen. Also immer erst mal ein Glas Wasser (ja, Wasser!!) trinken, wenn es eng wird, und dann klar denken.

Warmes Wasser: Wenn Sie sehr gestresst sind, gehen Sie mal kurz ins Bad und lassen warmes Wasser über die inneren Handgelenke fließen, das aktiviert das vegetative Nervensystem und entspannt. Deshalb wirkt übrigens auch ein warmes Bad nach einem stressigen Tag Wunder.

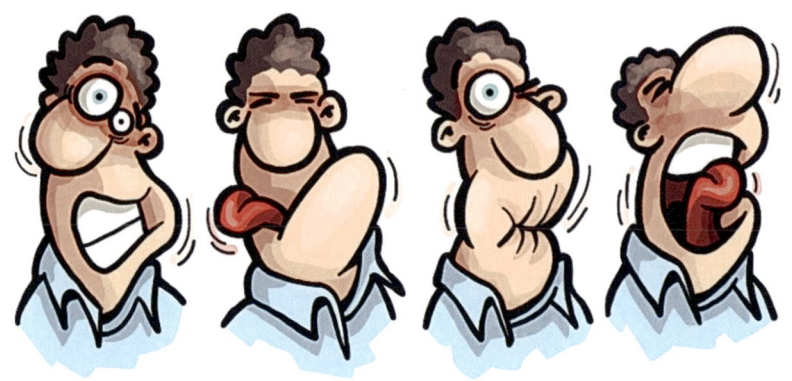

Gesichts-Yoga: Das gibt's tatsächlich. Bei Stress können Sie die Augen rollen, den Mund aufreißen und Grimassen schneiden, um die Muskeln im Gesicht zu lockern. Das entspannt. Videos dazu gibt's jede Menge im Internet. Machen Sie einfach das, was sich für Sie gut anfühlt.

Laufen und Seilhüpfen: Aerobe Sportarten (also gerade so anstrengend, dass man sich dabei noch unterhalten kann) wie langsames Joggen oder auch Seilhüpfen (geht übrigens auch ohne Seil) eignen sich hervorragend, um Stress abzubauen. Mit Bewegung verhält sich Ihr Körper seinen Ur-Instinkten entsprechend – er baut Cortisol- und Adrenalinüberschüsse durch Bewegung ab. Sie laufen quasi dem Säbelzahntiger erfolgreich davon oder dem Mammut mit den anderen Jägern hinterher. Sport zählt laut der Deutschen Herzstiftung zu den besten Möglichkeiten, um Stress loszuwerden. Bereits eine halbe Stunde Bewegung, sei es Walken, Schwimmen oder Radfahren, kann Wunder vollbringen. Wichtig: Auch bei Sport steigt nach etwa 45 Minuten der Cortisolspiegel – das System wird gestresst. Deshalb ist es wichtig, nach dem Sport eine Ruhepause einzulegen.

Tiefe Bauchatmung: Die natürliche Atmung, wie sie jedes Baby kennt, ist ein perfektes Entspannungsmittel, wenn wir sie bewusst ausführen. Als Erwachsene atmen wir nämlich meist zu flach und atmen auch nicht richtig aus, vor allem, wenn es hektisch wird. So geht's:

Legen Sie im Liegen, Stehen oder Sitzen eine Hand auf den Bauch. Atmen Sie tief durch die Nase ein und fühlen Sie, wie sich der Bauchraum mit Luft füllt und sich ausdehnt, wobei die Bauchdecke sich nach außen wölbt. Dann atmen Sie langsam und ruhig durch den Mund aus. Fühlen Sie jetzt, wie sich die Bauchdecke unter Ihrer Hand wieder senkt und der Bauch sich zusammenzieht. Atmen Sie so lange ruhig ein und aus, bis Sie merken, wie Sie sich entspannen.

Diese Übung ist mein absoluter Geheimtipp für Menschen, die im Büro arbeiten, denn sie ist total unauffällig, aber super effektiv.

Stress wegatmen: Und noch eine Übung zur schnellen Beruhigung, die im Sitzen, Gehen oder Stehen funktioniert. Dabei atmen Sie länger aus als ein.

Beim Einatmen durch die Nase zählen Sie innerlich bis vier, wenn Sie durch den Mund ausatmen, zählen Sie bis sechs. Dann machen Sie eine Atempause und holen erst wieder Atem, wenn Sie den Drang dazu spüren. Die Ausatmung können Sie immer etwas verlängern.

Dabei schalten Sie ab, weil Sie mit Zählen beschäftigt sind und nicht mit Grübeln oder Ärgern. Ich stelle mir manchmal sogar vor, dass der Stress, den ich ausatme, eine Farbe hat und wie ich diese Farbe aus meinem Körper rausatme.

Hinterm Horizont geht's weiter: Wenn wir viel vor dem Computer sitzen, schauen wir ständig auf den Bildschirm. Das strengt die Augen an, auch lesen wir mitunter Sachen, die uns stressen.

Zur Entspannung schauen Sie immer mal wieder aus dem Fenster und suchen sich einen Punkt in der Ferne. Was ist das Weiteste, das Sie mit bloßem Auge erkennen können? Wandern Sie mit den Augen den Horizont entlang. Wenn Sie nicht so weit in die Ferne gucken können, dafür aber ins Grüne, ist das auch eine feine Sache. Denn Grün in der Natur wirkt nachweislich heilsam und beruhigend. Und wenn Sie kein Fenster haben, dann reiben Sie einfach Ihre Handflächen kurz aneinander und legen die erwärmten Handflächen locker auf Ihre Augen. Einfach die Wärme spüren und an nichts denken.

Lachen oder die Grinsekatze: Gerade wenn es nichts zu lachen gibt, sind Lächeln und Lachen gute Möglichkeiten, Stress abzubauen. Denn Lachen wirkt entspannend, weil der Gesichtsmuskel zwischen Wange und Auge genau auf den Nerv drückt, der unserem Gehirn signalisiert: tolle Stimmung!

Wenn Sie gestresst oder genervt sind, ziehen Sie also ganz einfach die Mundwinkel nach oben und lachen Sie. Tun Sie so, als hätte Ihnen jemand einen sehr lustigen Witz erzählt. Auch ein künstliches Lächeln – mindestens 1 Minute durchgehalten – tut seine Wirkung. Diese Übung ist im Großraumbüro oder an der Supermarktkasse allerdings nicht so ganz super … es sei denn, es ist Ihr letzter Tag dort.

Entspannung auf Fingerdruck: Probieren Sie es mal mit Akupressur. Mit dieser Technik aus der Traditionellen Chinesischen Medizin (TCM) können Sie per Fingerdruck auf bestimmte Körperregionen Heilprozesse anschieben oder auch die Stimmung heben. Entspannend wirkt der Akupressurpunkt *Nei guan*, der sich innen am Handgelenk befindet, etwa zwei Daumen breit unterhalb der Handflächenunterkante. Drücken Sie ihn rund eine Minute lang nicht allzu fest mit dem Daumen der anderen Hand und atmen Sie dabei ruhig ein und aus.

Let's dance: Schließen Sie die Tür, suchen sich einen Lieblingssong aus, der sofort in Ihre Beine geht, stellen Sie die Lautsprecherbox oder Kopfhörer auf laut (bitte dabei auf das Wohlergehen Ihrer bezaubernden Ohren achten) und los geht's: Tanzen im Freistil. Das ist eine echte Wohltat für Körper und Seele und Sie tun gleichzeitig auch noch etwas für Ihren Kopf, ohne sich dabei groß anstrengen zu müssen. Musikpsychologen an der Uni Oldenburg haben herausgefunden, dass Tanzen für unser Gehirn offenbar eine sehr komplexe Angelegenheit ist, die unsere Motorik und unsere Aufmerksamkeit so beansprucht, dass Stress überhaupt keine Chance mehr hat.

Positive Selbstgespräche: Wenn in Stresssituationen Gedanken auftauchen wie »Das ist nicht zu schaffen«, »Das geht sowas von in die Hose«, »Ich bin so ein Loser, ich hab's einfach nicht drauf«, dann können Sie versuchen, positivere Gedanken zu entwickeln. Das geht natürlich nicht von jetzt auf gleich, aber Sie können es üben. Und das geht so:

Nehmen Sie sich ein Blatt Papier und teilen Sie es in zwei Spalten auf. In der linken Spalte listen Sie typische Gedanken auf, die Ihnen bei Stress durch den Kopf gehen, die Überschrift lautet: »Negative Gedanken«.

Nun überlegen Sie sich für jeden negativen Gedanken einen positiven, den Sie jeweils daneben in die rechte Spalte schreiben, die Überschrift lautet – ja, richtig: »Positive Gedanken«.

Wichtig ist, dass die positive Form für Sie realistisch ist. Dem negativen Gedanken »Das ist nicht zu schaffen« können Sie entgegensetzen »Vielleicht kriege das heute ja hin«, aber noch besser ist »Ich schaffe davon das, was ich halt schaffe, und dann können die anderen mich mal gepflegt am …« Dem Gedanken »Das geht sowas von in die Hose« setzen Sie entgegen: »Das könnte klappen und wenn nicht, halt nicht.« Und für »Ich bin so ein Loser« schreiben Sie: »Rechnen konnte ich immer schon gut.«

Zugegeben, das klingt etwas albern, wenn man das so liest. Aber es funktioniert! Überlegen Sie sich positive Aussagen, die auf Sie zutreffen, in einem Moment der inneren Stärke. Kommt es dann wieder zur Stresssituation, ersetzen Sie Ihre negativen Gedanken durch die ermutigenden.

Wichtig ist auch, dass Sie nach der überstandenen Stresssituation nett zu sich selbst sind, auch wenn es nicht so gut gelaufen ist. Dann können Sie sich sagen: Immerhin, das habe ich durchgestanden. Es ist in Ordnung, dass ich das noch nicht so toll kann. Eigentlich ist da jetzt sogar eine Belohnung angebracht … Shoppen, Sport, Freunde treffen.

Bodyscan: Stressbewältigung durch Achtsamkeit, klingt komplizierter, als es ist, und funktioniert sehr gut. Es ist ein Konzept des US-amerikanischen Molekularbiologen Jon Kabat-Zinn. Eine der wirkungsvollsten Entspannungsübungen nach einem stressreichen Tag ist der sogenannte Bodyscan. Dabei tasten Sie in Gedanken Ihren Körper ab und spüren dabei Körpersignalen, aber auch -verspannungen nach. So geht's:

◇ Legen Sie sich auf eine bequeme Unterlage. Ihre Beine sind leicht gespreizt, die Füße sinken leicht nach außen. Die Arme liegen seitlich am Körper, die Handflächen zeigen nach oben. Atmen Sie tief in den Bauch hinein und wieder aus. Spüren Sie, wie sich mit jedem Atemzug die Bauchdecke leicht hebt und senkt. Lassen Sie sich Zeit.

◇ Lenken Sie nun Ihre Aufmerksamkeit in Ihren linken Fuß. Stellen Sie sich vor, dass Sie bis in Ihre Zehen »hineinatmen«. Spüren Sie den großen Zeh, den zweiten, den dritten, den vierten und den kleinen Zeh. Schenken Sie allen Empfindungen Ihre volle Achtsamkeit. Stellen Sie sich vor, dass Sie mit dem Ausatmen alle Spannungen loslassen. Lenken Sie Ihre Aufmerksamkeit der Reihe nach auf Ihre Fußsohle, Ihren Fußrücken, Ihr Sprunggelenk, Ihren Unterschenkel, Ihr Knie, Ihren Oberschenkel bis hinauf in die Leistengegend. Atmen Sie dabei immer ruhig und tief ein und aus.

◇ Tasten Sie weiter Ihren ganzen Körper ab: Von Ihrem rechten Fuß bis zur Leiste, dann den Unterleib, das Gesäß und das Becken, die Wirbelsäule hinauf bis zur Schulter. Von den Fingern der linken Hand bis zur Schulter und den Fingern der rechten Hand bis zur Schulter, dann über den Nacken, Hals, Gesicht und Kopf bis zum Scheitel.

DIE 7 GRÖSSTEN STRESS-MYTHEN

#1: Stress macht schlank. Angeblich vergessen manche Menschen bei Stress zu essen. Gut möglich, denn der Körper schaltet bei Stress in einen Modus, bei dem Grundbedürfnisse unterdrückt werden, und dazu gehört auch der Hunger. Das Problem: Der erhöhte Cortisolspiegel verändert den Stoffwechsel und führt zu einer verstärkten Fetteinlagerung, vor allem im Bauch- und Taillenbereich – und hier schadet das Fett, das sich um die inneren Organe anlagert, der Gesundheit besonders. Außerdem ernähren wir uns unter Dauerstress nicht gerade ausgewogen. Gestresste greifen häufiger zu Nervenberuhigern aus Fett und Zucker, also Pizza, Süßigkeiten und Schokolade. Das kann man schnell mal zwischendurch essen und wenn selbst dafür keine Zeit ist, gönnt man sich abends gerne eine doppelte Portion. Also: Stress macht dick!

#2 Zu viel Arbeit macht Stress. Eine Langzeitstudie der Universität Helsinki zur Untersuchung von Stressfaktoren, die das Herzinfarktrisiko erhöhen, kam zum Ergebnis: Ausschlaggebend für ein Gesundheitsrisiko war nicht die Arbeitsbelastung selbst. Erst der Mix aus hohen Anforderungen, wenig Eigenkontrolle (also das Gefühl »Mir entgleitet hier alles«) und mangelnder Anerkennung ließ das Risiko auf das 2,4-Fache steigen. Auch Vorgesetzte, die von ihren Teams als nicht ansprechbar erlebt werden, die nicht loben können, Probleme nicht gemeinsam erörtern sowie Aufgaben nicht klar strukturieren können, haben nachweislich höhere Arbeitsausfälle ihrer Mitarbeiter.

#3 Stress legt sich irgendwann wieder. Ja, sofern wir ihn bewältigen und unser Leben anders strukturieren. Dann sinken die Stresshormone wieder ab. Bei Dauerstress sind wir aber im ständigen Alarmzustand, egal, ob es gerade stressig ist oder nicht. Und es ist möglich, über lange Zeit derart auszubrennen, dass man den Stress gar nicht mehr als solchen wahrnimmt. Aber glauben Sie mir, Ihr Körper schreit, Sie hören es nur nicht.

#4 Faulenzen hilft. Einfach nur mit der Fernbedienung auf die Couch fläzen oder ewig auf dem Smartphone rumscrollen bringt nach einer stressigen Phase überhaupt nichts, es betäubt nur. Denn wenn wir auf diese Weise nichts tun, bleibt der Stresshormonspiegel unverändert hoch. Besser ist Bewegung, wie etwa ein Abendspaziergang oder eine halbe Stunde auf dem Fahrrad. Oder aktive Entspannung durch einen Bodyscan (siehe vorige Seite), durch progressive Muskelrelaxation nach Jacobson oder autogenes Training (kann man in der VHS lernen). Super ist auch, mit Freunden zu telefonieren oder noch besser sich zu treffen.

#5 Stress ist vermeidbar. Dafür gibt es viele gut gemeinte Ratschläge, aber Stress lässt sich nicht vermeiden. Ob wir stressigen Situationen ausgesetzt werden, können wir häufig gar nicht beeinflussen. Schon unangenehme Geräusche wie Baulärm oder Straßenverkehr lassen unseren Körper Stresshormone ausschütten. Aber auch in positiven Situationen, zum Beispiel bei einem Date, gerät unser Körper in Stress.

#6 Nur heftiger Stress ist gesundheitsschädlich. Stressig wird es nicht erst, wenn eine Scheidung droht oder Sie in ein illegales Autorennen verwickelt sind. Gesundheitsschädigend und viel häufiger sind die kleinen wiederkehrenden oder anhaltenden alltäglichen Belastungen, die *daily hassles*: Sie finden Ihr Portemonnaie oder den Autoschlüssel nicht, streiten mit Ihrem Kind, weil es die Schuhe nicht anziehen will, oder stecken im Stau. Solche sogenannten Mikrostressoren wiederholen sich ständig und man sieht sie irgendwann als normal an. Dabei nimmt man gar nicht wahr, dass man nicht mehr kann.

#7 Stress macht graue Haare. Sieht man sich Politiker und Politikerinnen in dieser Welt an, die viel Verantwortung tragen und viele Entscheidungen treffen müssen, also ihr Päckchen Stress jeden Tag zu tragen haben, fällt eines auf: Sofern sie keine Perücke (oder ein Meerschweinchen) auf dem Kopf tragen oder sich die Haare nicht tönen lassen (da gab es mal einen deutschen Bundeskanzler), sehen alle irgendwann aus wie der in Ehren ergraute Barack Obama. Das lag sicher am Stress, oder? Könnte man meinen, ist aber nicht richtig. Wann man ergraut, ist erblich und altersbedingt.

Manchmal kann es helfen, eine neue Sichtweise einzunehmen und Dinge anders anzugehen, bevor sie einen überwältigen. Denken Sie daran: Sie sind der einzige Mensch, der darüber entscheiden kann, wie Sie leben (selbst wenn Ihnen das vielleicht nicht immer so vorkommt), und auch darüber, wie viel Zwang, Druck, Ärger, Sorgen und Frust in Ihrem Kopf Platz haben dürfen. Hier einige Tipps und Tricks, damit die Damen und Herren es sich bei Ihnen gar nicht erst gemütlich machen:

Ein erster Schritt in ein stressfreies Leben: **Machen Sie sich Ihre Stresssituation klar.** Nehmen Sie sich 10 Minuten Zeit und beantworten Sie sich in aller Ruhe die folgenden Fragen: Wie gestresst bin ich auf einer Skala von 1 bis 10? Und vor allem: Was stresst mich? In welchen Situationen fühle ich mich besonders gestresst? Hängt mein Stresslevel mit der Tageszeit zusammen oder vielleicht mit bestimmten Wochentagen?

Auf diese Weise können Sie herausfinden, was Ihre persönlichen Stressoren, also die Stress auslösenden Faktoren sind. Für den einen ist beruflicher Termindruck schwer zu ertragen, ein anderer kann vom Nichtstun gestresst sein. Erst wenn Sie Ihre Stressoren kennen, können Sie auch dagegen vorgehen und eine Veränderung einleiten. Dieser erste Schritt ist tatsächlich ziemlich schwer, da man oft erst mal lernen muss, mit ein wenig Abstand auf das eigene Leben zu schauen, und das kann auch mal ziemlich wehtun.

Auf jedes schlechte Gefühl sollten drei gute Gefühle folgen. Unser Gehirn konzentriert sich gerne auf alles, was nicht stimmt, und harkt dann darin beharrlich herum. Versuchen Sie deshalb bei einem unangenehmen Gefühl sich bewusst auf etwas Positives zu konzentrieren: Das Wetter ist schön, es ist Sonntagmorgen und Sie können ausschlafen, Sie haben einen anderen zum Lächeln gebracht. Stellen Sie sich vor, das Gehirn ist wie ein bockiger Esel, der sich kein Stück bewegt. Halten Sie ihm immer wieder ein paar schmackhafte Karotten vor die Nase.

Machen Sie es nicht immer allen recht. Wenn Sie sich immerzu an andere anpassen und nett sind, machen Sie die vielleicht glücklich, sich selbst aber nicht. Leben Sie authentisch und stehen Sie auch mal zu schlechten Gefühlen. Das senkt das Stresslevel.

Dies ist die Folge aus dem vorherigen Schritt. **Sagen Sie Nein!** Nein zu sagen ist für sehr viele Menschen eines der schwierigsten Dinge. Dabei ist es so wichtig, sich abzugrenzen und anderen auch mal Absagen zu erteilen, damit sie nicht ständig etwas auf einen abwälzen können. Natürlich bedeutet das nicht, ab jetzt nicht mehr hilfsbereit zu sein. Aber wer nicht Nein sagen kann, wird auf Dauer nur noch gefrusteter und unzufriedener mit sich selbst.

Seien Sie schlau egoistisch, indem Sie gut für sich und Ihre Bedürfnisse sorgen. Wenn Sie das nicht selbst tun, erwarten Sie automatisch, dass andere es für Sie erledigen, was auf andere Art und Weise egoistisch ist und in aller Regel zu nichts führt. Meine Mutter sagt immer: Man kann andere Menschen nur glücklich machen, wenn man sich selbst glücklich machen kann. – Das von einer Frau, die ich als stets hart arbeitend und sich um alle kümmernd erlebe, aber sie nimmt sich eben auch die Momente und Dinge, die sie für sich braucht.

Helfen Sie anderen Menschen, dazu reichen schon Kleinigkeiten, wie einem anderen die Tür aufzuhalten. Eine Studie der Yale University hat gezeigt, dass Menschen, die anderen ihre Hilfe anbieten, ihre positiven Gefühle höher einschätzen. Das schützt vor Stress.

Wenn Sie Ärger, Frust und Enttäuschungen nicht vergessen können, hilft **die Schreibtechnik Expressive Writing** nach James W. Pennebaker. Schreiben Sie an vier aufeinanderfolgenden Tagen je 10 bis 20 Minuten (am besten den Wecker stellen) auf, was genau geschehen ist und welche Gefühle das in Ihnen ausgelöst hat. Beschreiben Sie Schlimmes, Peinliches und Schmerzvolles. Auf Rechtschreibung, Grammatik und Stil kommt es dabei nicht an. So können Sie stressige und aufwühlende Situationen verarbeiten und auch die Traurigkeit über das Erlebte legt sich in aller Regel nach einiger Zeit.

Probieren Sie es mit möglichst vielen »Gegenentwürfen« zu den stressigen Situationen, die sich aus den täglichen Pflichtübungen im Büro ergeben. Damit ist die regelmäßige Pflege persönlicher Interessen gemeint, also Lesen, Tanzen, Fußball, Briefmarkensammeln, Freunde treffen, mit seinem Kind spielen ... Alle Aktivitäten, die uns anregen und positiv herausfordern, lenken uns vom negativen Stress ab.

Üben Sie eine Entspannungstechnik. Je höher die Anspannung, desto tiefer sollte die Entspannung sein. Yoga, autogenes Training und Meditation sind bei Stress zu empfehlen, das bringt aber nicht jedem etwas. Die Deutsche Herzstiftung empfiehlt daher: Wenn eine Methode Entspannung bringt, ist sie gut, wenn nicht, dann nicht davon stressen lassen und einfach etwas anderes ausprobieren. Manche Menschen können sich alleine und in völliger Stille beim Zen-Sitzen entspannen, andere mögen es gerne in der Gruppe tun. Üben Sie Ihre gewählte Technik auf jeden Fall regelmäßig, das macht Sie gelassener und Sie können sie bei Stress auch abrufen.

Entspannungskiller vermeiden. Netflix schauen lenkt nach einem harten Tag zwar ab, und es wirkt auf den ersten Blick entspannend. Aber Sie haben es bei den Stress-Mythen schon gelesen: Passiv auf der Couch zu liegen, hilft nicht dabei, Stress abzubauen. Machen Sie sich einen Plan, wann Sie statt Fernsehgucken lieber mit einem Freund Tennis spielen oder joggen gehen oder Ihre beste Freundin treffen, um sich mal auszuquatschen. Man munkelt, dass man sich sogar mit dem Partner oder der Partnerin unterhalten kann, einfach mal ausprobieren. Und: Verschaffen Sie sich Abwechslung, das wirkt entstressend.

Finger weg von Antistressmitteln. Zentral dämpfende Substanzen, wie Antidepressiva, Schlafmittel oder Benzodiazepine, sind Angstlöser. Manchmal verschreibt ein Arzt diese Medikamente, um das Stresslevel zu reduzieren. Wichtig: Wenn Sie Beruhigungsmittel einnehmen, dann bitte nur unter ärztlicher Kontrolle und nicht einfach auf eigene Faust im Internet bestellen. Benzodiazepine beispielsweise sind für eine langfristige Stressbewältigung ungeeignet, weil sie schon nach kurzer Zeit hochgradig abhängig machen und zudem erhebliche Nebenwirkungen haben können, wie Konzentrationsschwierigkeiten und Benommenheit. Dann sind da noch die anderen kleinen Helfer, die man sich selbst beschaffen kann. Sie befinden sich häufig in Flaschen oder auch im Tütchen. Alkohol, Cannabis oder auch Opioide beruhigen und fahren die Amygdala herunter. Danach schlafen Sie vielleicht besser ein, sind aber ehrlich gesagt nur ausgeknockt und lahmgelegt. Der Schlaf ist nicht erholsamer. Das Programm, das hilft, Unsicherheiten zu beseitigen, ist im Ruhemodus und Sie halten jetzt einfach alles aus, finden keine Lösung und ändern auch nichts an der stressigen Situation.

Nahrung für die Nerven. Das kenne ich von mir selbst nur zu gut: Stress und ungesunde Ernährung gehen oft Hand in Hand. Entweder fallen dann Mahlzeiten ganz aus oder ihre Qualität nimmt rapide ab. Um Stress gut zu managen und die Reserven immer wieder aufzufüllen, sollten Sie jedoch nährstoffreich und ausgewogen essen. Dabei sollten Lebensmittel in guter Qualität auf den Tisch kommen, denn sie liefern die Vitamine und Mineralstoffe, die gerade in stressigen Phasen so wichtig sind. Unser Körper ist unter Stress und Anpassung vermehrt sogenannten freien Radikalen ausgesetzt, die gesunde Zellen angreifen. Verschiedene B-Vitamine sind sowohl für die Nervenfunktion und auch Regeneration der Nerven günstig, ebenso Magnesium und Kalium. Daneben gehören antioxidative und entzündungshemmende Vitalstoffe wie Vitamin C und E, Eisen und Zink und verschiedene sekundäre Pflanzenstoffe zur richtigen Ernährung bei Stress. Last but not least brauchen unsere Nerven gute Fette. Mehr dazu können Sie lesen, wenn Sie auf die Seiten 58 bis 75 zurückblättern.

Stress als etwas Positives betrachten. Einer der nachhaltigsten Tipps zum Stressabbau stammt von der US-amerikanischen Psychologin Kelly McGonigal. Sie sagt: »Stress ist, was du daraus machst. Deshalb ist es besser, ihn als Verbündeten zu betrachten.« Verschiedene Studien zeigen inzwischen, dass jeder mit seiner Einstellung die Wirkung von Stress auf den Körper aktiv steuern kann. Stresspessimisten, die ihre Gesundheit beeinträchtigt sahen, hatten einer Langzeitstudie der University of Wisconsin-Madison zufolge ein um 43 Prozent höheres Sterberisiko als die

Vergleichsgruppe. – Man kann es sich kaum vorstellen, die sind tatsächlich früher gestorben als die anderen, die nicht so negativ waren. Bei den Stressoptimisten hingegen konnten sogar positive Körperreaktionen nachgewiesen werden.

In einer weiteren Studie ließ die Psychologin Wendy Berry Mendes von der Universität von Kalifornien in San Francisco in ihrem Labor Studenten den Zulassungstest für die Hochschule absolvieren. Die Hälfte der Teilnehmer erhielt vorab die Information, dass die körperliche Stressreaktion die Leistung verbessert. Die andere Hälfte bekam keine Information dazu. Natürlich standen bei der Prüfung alle unter Stress, doch sammelten diejenigen, die den Stress als leistungsfördernd empfanden, mehr Punkte. Sieht man ein Hindernis also als Herausforderung und die körperliche Reaktion als leistungssteigernd, ist ein Gelingen wahrscheinlicher, so das Fazit der Forscher.

Tiefer, erholsamer Schlaf ist eine hervorragende Medizin bei zu viel Stress. Leider ist das oft leichter gesagt als getan, denn gerade wenn man ständig angespannt ist, schläft man schlechter ein und durch.

Arztdeutsch wirkt auf den ersten Blick wie eine Fremdsprache, die ungefähr dem Schwierigkeitsgrad von Finnisch oder Ungarisch entspricht. Denn es umfasst immerhin etwa 170 000 Fachbegriffe, die zum Teil aus dem Lateinischen, Griechischen, Englischen und auch Deutschen stammen. Das liegt zum einen an der geschichtlichen Entwicklung dieser ganz besonderen Sprache, zum anderen an ihrer Verästelung in viele Fachgebiete. Heraus kommt eine Art Geheimsprache, die vor allem eines tut, nämlich viele Patienten ordentlich verunsichern. Aber ich verrate Ihnen jetzt mal was. Das Medizinerdeutsch ist gar nicht so schwer. Der Schlüssel, um die komplizierten Fachbegriffe zu verstehen, liegt in ihren einzelnen Wortbestandteilen. Sie sind ein bisschen wie Legosteine, man kann sie ganz unterschiedlich zusammensetzen und je nachdem, was man sich da so aus den Steinen baut, sehen die Gebilde am Ende ganz unterschiedlich aus. Aber die Steine, aus denen man sein kleines Kunstwerk kreiert, sind immer die gleichen. Es sind die Vorsilbe, der Wortstamm und die Nachsilbe, um es ganz korrekt auszudrücken.

Ich gebe Ihnen ein paar Beispiele, dann verstehen Sie es auf jeden Fall. Nehmen wir mal eines Ihrer Gelenke, dann brauchen wir den Baustein *arthro*, weil es für Gelenk steht. Jetzt ist die Frage, was mit dem Gelenk nicht stimmt. Ist es entzündet, dann nehmen wir dazu noch den Baustein *itis*, da dieser für Entzündung steht, und zack, haben wir Arthritis, eine Gelenkentzündung. Wenn es um Gelenkverschleiß geht, dann nimmt man den Baustein *ose* anstatt *itis,* weil er für Krankheit steht. Und schon haben wir das Wort Arthrose. Wir sprechen aber ja gerade noch über kein genaues Gelenk. Sie wollen über eine Entzündung des Kniegelenks sprechen, dann nehmen wir *gon* als Baustein für Knie dazu und schon haben wir die Gonarthritis als Kniegelenksentzündung oder Gonarthrose als Gelenkverschleiß im Knie. Wenn Sie in der Hüfte anstatt im Knie Probleme haben, tauschen Sie den Kniebaustein *gon* mit *cox*, der für Hüfte steht, aus und dann gibt es als Coxarthritis die Hüftgelenksentzündung oder die Coxarthrose als Gelenkverschleiß in der Hüfte. Jetzt sind Mediziner aber auch ein wenig faul, und so wird aus der Coxarthritis einfach eine Coxitis, denn *cox* steht schon für sich als Hüftgelenk, da kann man sich den zweiten Baustein für Gelenk *arthro* sparen. Nur beim Knie scheint es nicht so klar zu sein, deswegen bleibt dort das *arthro* für das Gelenk erhalten.

Ein anderes Beispiel ist ein schneller Herzschlag. Das nennt sich in der Medizin tachykard, *tachy* steht für schnell und *kard* für kardio, also Herz. Ist das Herz zu langsam, nimmt man anstatt *tachy* für schnell *brady* für langsam und schon haben wir bradykard, den langsamen Herzschlag.

Wenn Ihnen das alles ein wenig zu mühsam ist, dann können Sie auch einfach medizinische Fachbegriffe aus dem Bericht im Krankenhaus oder dem Befund vom Arzt im Internet eingeben. Internetseiten wie doccheck sind dafür gut geeignet. Oder Sie lassen sich den Bericht auf der Seite »Was hab' ich?« in einfaches Deutsch übersetzen.

DAS KLEINE ABC DER MEDIZINERSPRACHE

A

a(n)	Abwesenheit von
aden(o)	Drüse
aer(o)	Luft
aku	hören
alg	Schmerzen
ämie	Blut
andr(o)	Mann
angi(o)	Gefäß
ankyl(o)	gebogen, gekrümmt
ante	vor
anter(i)	vorne, vorwärts
anti	gegen
arteri(o)	Arterie
arthr(o)	Gelenk
artikul	Gelenk
ather(o)	breiig

audi(o)	Hören
aur(i)	Ohr
aut(o)	selbst

B

bi, bis	doppelt, zweimal, zwei
brachy	kurz
brady	langsam
bucc(o)	Wange

C

chol(e)	Galle oder bezogen auf die Gallenblase
chondr(o)	Knorpel

D

daktyl(o)	Finger oder Zehen
dent	Zahn

derm(ato)	Haut
dipl(o)	doppelt
dors	Rücken, rückseitig
dys	schlecht, fehlerhaft, anormal

E

ektomie	Exzision (Entfernung durch Schnitt)
end(o)	innen
enter(o)	Darm
enzephal(o)	Gehirn
epi	äußerlich, oberflächlich, auf
erythr(o)	rot
eu	normal
extra	außen

G

gastr(o)	Magen
gen	werden, entstehen
gloss(o)	Zunge
glyk(o)	süß oder bezogen auf Glukose
gramm, grafie	schreiben, aufzeichnen
gyn	Frau

H

hem(ato)	Blut
hemi	halb
hepat(o)	Leber
hist(o)	Gewebe
hydr(o)	Wasser

hyper	übermäßig, hoch
hypo	Mangel, niedrig
hyster(o)	Gebärmutter

I

iatr(o)	Arzt
infra	unter
inter	zwischen
intra	innen
itis	Entzündung

K

kardi(o)	Herz
karzin(o)	Krebs
kontra	gegen
korpor	Körper
kost(o)	Rippe
krani(o)	Schädel
kry(o)	Kälte
kut	Haut

L

lakt(o)	Milch
lapar(o)	Bauchseite, Bauch
latero	Seite, seitlich
leuk(o)	weiß
lingu(o)	Zunge
lip(o)	Fett
lys(e)	Auflösung

M

mal	schlecht, anormal
malaz	weich, sanft
mamm(o)	Brust
mast(o)	Brust
megal(o)	groß
melan(o)	schwarz
mening(o)	Membran
my(o)	Muskel
myc(o)	Pilz
myel(o)	Mark

N

nas(o)	Nase
nekr(o)	Tod
nephr(o)	Niere
neur(o)	Nerv
nutri	ernähren

O

odyn(o)	Schmerzen
okul(o)	Auge
om	Tumor
onk(o)	Tumor
oophor(o)	Eierstöcke
ophthalm(o)	Auge
opie	Sehkraft
opsie	Untersuchung
orchi(o)	Hoden
ose	Krankheit
osse(o)	Knochen

oste(o)	Knochen
ot(o)	Ohr

P

päd(o)	Kind
path(o)	Erkrankung
penie	Mangel
peps, pept	verdauen
peri	um
phag(o)	essen, zerstören
pharmako	Medikament
pharyng(o)	Rachen
phleb(o)	Vene
phob(ie)	Angst
plastie	Rekonstruktion
pleg(ie)	Lähmung
pneum(ato)	Atem, Luft
pneumon(o)	Lunge
pnoe	Atmung
pod(o)	Fuß
poie, poe	machen, produzieren
poly	viele
post	nach
poster(i)	hinten, hinter
presby	alt
prokt(o)	Anus
pseud(o)	falsch
psych(o)	Geist, Seele
pulmon(o)	Lunge
pyel(o)	Nierenbecken
pyr(o)	Fieber, Feuer

R	
rachi(o)	Wirbelsäule
ren(o)	Nieren
rhag	reißen, aufbrechen
rhe	Fluss
rhin(o)	Nase
S	
skler(o)	hart
skop	Instrument
skopie	Untersuchung
somat(o)	Körper
spondyl(o)	Wirbel
steat(o)	Fett
sten(o)	eng, zusammengedrückt
steth(o)	Brustkorb
stom	Mund, Öffnung
supra	über
T	
tachy	schnell
therap	Behandlung
therm(o)	Wärme

thorak(o)	Brustkorb
thromb(o)	Gerinnsel, Knoten
tomie	Inzision (Operation durch Einschnitt)
tox(i)	Gift
U	
uria	Urin
V	
vas(o)	Gefäß
ven(o)	Vene
vesik(o)	Blase
X	
xer(o)	trocken
Z	
zephal(o)	Kopf
zerebr(o)	Gehirn
zervik	Hals
zirkum	um, herum
zyan(o)	blau
zyst(o)	Blase
zyt(o)	Zelle

Der Autor

Dr. med. Johannes Wimmer, der »Video-Mediziner Ihres Vertrauens« (TK) arbeitete unter anderem als Arzt in einer großen Hamburger Notaufnahme, als Stabsarzt der Marine beim Psychotraumazentrum der Bundeswehr in Berlin und als Leiter der Patientenkommunikation am IVDP des Universitätsklinikums Hamburg-Eppendorf. In seinen Videos spricht Dr. Wimmer über aktuelle Gesundheitsthemen, aber auch über Dauerbrenner wie Impfen, Grippe oder Organspende. Der YouTube-Mediziner erklärt im Wochentakt Volkskrankheiten, räumt mit Medizinmythen auf und gibt praktische Gesundheitstipps – alles medizinisch fundiert und stets mit einem Augenzwinkern.

Wichtig ist dem promovierten Humanmediziner, dass sich die Infos über Medizin in der realen Welt, im Internet und den Social-Media-Kanälen ergänzen. Dr. Johannes Wimmer: »Da geht es dann nicht nur um die harten Fakten, sondern auch um das Drumherum:

- Hab ich das alles richtig verstanden?
- Wie fühle ich mich dabei?
- Wie geht es anderen?
- Kann mir da vielleicht jemand helfen?«

Dr. Johannes Wimmer weiß: »Ganz oft hilft schon einfach die Anteilnahme oder der Zuspruch anderer.«

Dr. Johannes Wimmer im
Fernsehen und in anderen Medien

Wissen ist die beste Medizin
(ard.mediathek.de)

www.tk.de

www.bundeswehr.de

www.youtube.com

BÜCHER UND ADRESSEN, DIE WEITERHELFEN

Bücher aus dem GU Verlag

Bracht, Petra: *Intervallfasten*

Elmadfa, Ibrahim / Mayer, Alexa Leonie: *Vielkönner Ballaststoffe*

Eßwein, Jan: *Achtsamkeitstraining*

Mosetter, Kurt / Simon, Wolfgang u. a.: *Zucker – Der heimliche Killer*

Mannschatz, Marie: *Meditation*

Froböse, Ingo: *Power durch Pause*

Froböse, Ingo: *Raus aus der Tablettenfalle*

Weitere Bücher von Dr. Johannes Wimmer

Meine Hormone. *Bin ich ferngesteuert? Den mächtigen Botenstoffen auf der Spur.* GU

mit Augustin, Prof. Dr. Matthias; Haring, Prof. Dr. Robin: *Alles über Haut. Wie Sie gesund und natürlich schön bleiben.* Ullstein

mit Haring, Prof. Dr. Robin: Fragen Sie Dr. Johannes: *Ihr Weg zur besten Medizin.* Ullstein

mit Haring, Prof. Dr. Robin: *Ein Schnupfen ist kein Beinbruch. Warum weniger Medizin oft gesünder ist.* Ullstein

Adressen, die weiterhelfen

Medikamente und Arzneimittel von A bis Z: www.gelbe-liste.de

www.patienten-information.de

Medikamente im Test: www.test.de

www.verbraucherzentrale.de

www.rki.de

Deutsche Gesellschaft für Ernährungsmedizin (DGEM): www.dgem.de

Schwerpunktpraxen für Ernährungsmedizin in Deutschland – Bundesverband Deutscher Ernährungsmediziner: www.bdem.de

Ernährungsforschung: www.gesundheitsforschung-bmbf.de

Foodtrends 2019: www.zukunftsinstitut.de

Foodwatch – die Essensretter: www.foodwatch.org

Greenpeace Einkaufsratgeber Fisch; www.greenpeace.de

Einkaufsratgeber Fleisch und Wurst: www.wwf.de

»Saisonkalender: Obst und Gemüse frisch und saisonal einkaufen«: www.verbraucherzentrale.de

TK-Broschüren (PDFs zum Download): TK-Trinkstudie 2019; TK-Ernährungsstudie 2017; TK-Stressstudie 2016: www.tk.de

MEHR ENERGIE,
MEHR WOHLBEFINDEN!

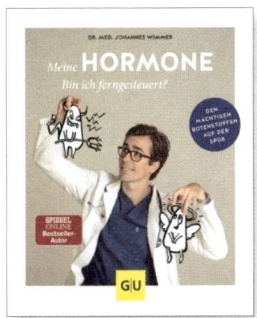
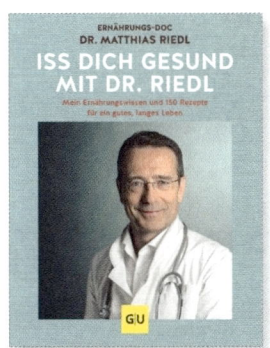
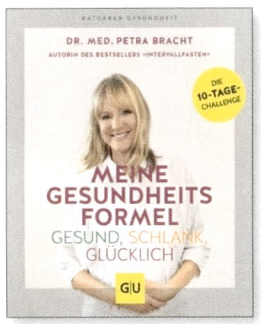
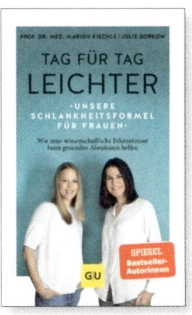
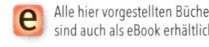
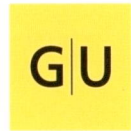

IMPRESSUM

© 2020 GRÄFE UND UNZER VERLAG GmbH, München

Projektleitung: Christof Klocker

Wissenschaftliche Recherche und Texte: Anna Cavelius

Lektorat: Annette Gillich-Beltz

Umschlaggestaltung und Layout: independent Medien-Design, Horst Moser, München

Illustrationen: Daniel Lüdeling

Autorenfotos: MedServation/Peter Lund

Syndication: www.seasons.agency

Herstellung: Markus Plötz

Satz: Uhl + Massopust, Aalen

Lithos: Ludwig Media, Zell am See

Druck und Bindung: DZS Grafik d. o. o.

Umwelthinweis
Dieses Buch ist auf PEFC-zertifiziertem Papier aus nachhaltiger Waldwirtschaft gedruckt.

ISBN 978-3-8338-7724-7

5. Auflage 2020

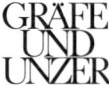

www.facebook.com/gu.verlag

GRÄFE
UND
UNZER

Ein Unternehmen der
GANSKE VERLAGSGRUPPE

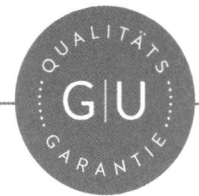

LIEBE LESERINNEN UND LESER,

wir wollen Ihnen mit diesem Buch Informationen und Anregungen geben, um Ihnen das Leben zu erleichtern oder Sie zu inspirieren, Neues auszuprobieren. Wir achten bei der Erstellung unserer Bücher auf Aktualität und stellen höchste Ansprüche an Inhalt und Gestaltung. Alle Anleitungen und Rezepte werden von unseren Autoren, jeweils Experten auf ihren Gebieten, gewissenhaft erstellt und von unseren Redakteuren/innen mit größter Sorgfalt ausgewählt und geprüft.

Haben wir Ihre Erwartungen erfüllt? Sind Sie mit diesem Buch und seinen Inhalten zufrieden? Wir freuen uns auf Ihre Rückmeldung. Und wir freuen uns, wenn Sie diesen Titel weiterempfehlen, in ihrem Freundeskreis oder bei Ihrem online-Kauf.

Sollten wir Ihre Erwartungen so gar nicht erfüllt haben, tauschen wir Ihnen Ihr Buch jederzeit gegen ein gleichwertiges zum gleichen oder ähnlichen Thema um.

KONTAKT ZUM LESERSERVICE
GRÄFE UND UNZER VERLAG
Grillparzerstraße 12
81675 München
www.gu.de

Wichtiger Hinweis

Die Informationen in diesem Buch stellen die Erfahrung und Meinung des Autors dar. Sie wurden von ihm nach bestem Wissen erstellt und mit größtmöglicher Sorgfalt geprüft. Weder Autor noch Verlag können für eventuelle Nachteile oder Schäden, die aus den im Buch gegebenen praktischen Hinweisen resultieren, eine Haftung übernehmen.